Dr A. BELLEMANIÈRE

de la Faculté de Médecine de Paris

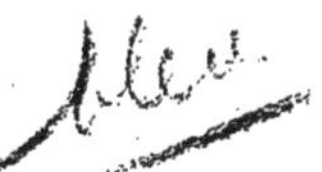

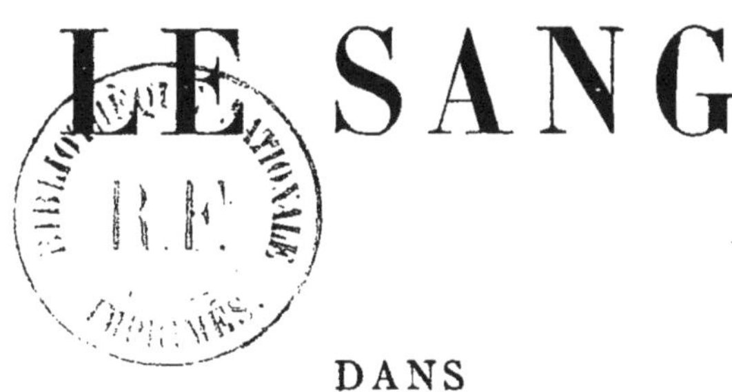

LE SANG

DANS

LE DIABÈTE SUCRÉ

PARIS

IMPRIMERIE D'OUVRIERS SOURDS-MUETS

111 *ter*, rue d'Alésia (Villa d'Alésia, 31)

—

1899

Le Sang dans le Diabète sucré

Dᵣ A. BELLEMANIÈRE

de la Faculté de Médecine de Paris

LE SANG

DANS

LE DIABÈTE SUCRÉ

PARIS

IMPRIMERIE D'OUVRIERS SOURDS-MUETS

111 *ter*, rue d'Alésia (Villa d'Alésia, 31)

—

1899

A mes Maîtres des Hôpitaux

et de

la Faculté de Médecine de Paris

A Mon Président de Thèse,

MONSIEUR LE PROFESSEUR POTAIN

MÉDECIN DE L'HOPITAL DE LA CHARITÉ,
PROFESSEUR DE CLINIQUE MÉDICALE A LA FACULTÉ,
MEMBRE DE L'ACADÉMIE DE MÉDECINE,
MEMBRE DE L'ACADÉMIE DES SCIENCES
COMMANDEUR DE LA LÉGION D'HONNEUR.

AVANT-PROPOS

M. le docteur Campenon agrégé, chirurgien de l'hôpital de la Charité ; M. le docteur Barth, médecin de l'hôpital Necker ; M. le Professeur Strauss, médecin de l'Hôtel-Dieu ; M. le docteur Hirtz, médecin de l'hôpital Laennec ; M. le docteur Maygrier, agrégé, ont été successivement nos chefs de service dans les hôpitaux, de 1894 à 1898. Nous gardons un souvenir ému du savant trop tôt disparu pour la science et nous prions nos autres maîtres de vouloir bien agréer l'expression de toute notre gratitude.

Nous tenons en outre à remercier publiquement ici :

M. le docteur Achard, agrégé, médecin des hôpitaux, pour l'amabilité avec laquelle il nous a accueilli et pour les conseils qu'il nous a donnés en vue de notre thèse.

M. le docteur Bouglé qui, soit comme prosecteur à la Faculté, soit comme chirurgien des hôpitaux, s'est constamment intéressé à nous ;

M. le docteur Auvray, chirurgien des hôpitaux ; MM. les docteurs Brodier, Chavanne, Dubrisay, chefs de clinique de la Faculté à qui nous sommes redevable d'une bonne partie de ce que nous avons appris au lit du malade ;

MM. Bernheim et Emile Weil, qui nous ont aimablement ouvert leur laboratoire de bactériologie.

Nous ne saurions oublier l'accueil très bienveillant qui nous a été fait, au Muséum d'histoire naturelle, par M. le Professeur Gréhant : nous avons tiré grand profit de son haut enseignement et des expériences si intéressantes de son laboratoire, où nous avons l'honneur d'être admis. Nous ne saurions trop l'en remercier.

Que M. le Professeur Potain daigne agréer l'expression de notre respectueuse gratitude pour l'honneur qu'il nous fait en acceptant la présidence de notre thèse.

INTRODUCTION

C'est Claude Bernard qui attira le premier l'attention des physiologistes et des médecins sur le sang, en montrant que les éléments anatomiques de l'organisme y puisent les matériaux nécessaires à leur existence, y rejettent les produits excrémentitiels de leur fonction et qu'on peut, par l'étude du « *milieu intérieur* », observer de plus près le déterminisme de la vie, faire de la physiologie cellulaire. Aussi, consacra-t-il à cette étude une grande partie de ses travaux (1).

De nombreux expérimentateurs s'efforcèrent de le suivre dans la voie nouvelle qu'il venait de leur ouvrir. De minutieuses et multiples recherches ont été et sont encore faites sur le sang humain ou animal, et il se passe peu de jours où quelque notion nouvelle ne vienne s'ajouter aux connaissances plus ou moins précises que nous possédons à cet égard.

Notre intention étant de faire, dans la suite de notre carrière, des recherches sur quelques points spéciaux du vaste domaine qu'est en médecine l'hématologie, nous avons choisi pour notre thèse inaugurale la question :

---

(1) On a dit depuis : « L'avenir est à l'hématologie ; c'est elle qui nous apportera la solution des grands problèmes nosologiques. » (Pr. Hayem, *Du sang*.)

« *Le sang dans le diabète sucré* ». Jusqu'à ce jour, aucune étude n'a réuni les travaux nombreux et intéressants publiés sur cette question : nous aurons atteint notre but si cette thèse peut avoir quelque utilité pratique.

Voici quel sera notre plan :

Après avoir fait une courte revue des caractères physiques du sang des diabétiques, examiné ses modes de coagulation, nous étudierons de plus près ses éléments anatomiques.

Sous l'action des colorants, les globules rouges présentent chez les diabétiques des réactions spéciales qui, signalées par Bremer en 1894, ont été depuis retrouvées, confirmées, discutées. L'étude de la réaction de Bremer constituera un des chapitres importants de notre travail.

Un autre sera consacré aux globules blancs. Les leucocytes du sang diabétique ne diffèrent pas sensiblement de ceux du sang normal et un certain nombre d'auteurs nient l'existence des granulations glycogéniques qu'on y aurait rencontrées en abondance.

Les hématoblastes n'offrent aucun caractère spécial.

Avec l'étude du plasma et du sérum, nous aborderons la partie la plus complexe de notre sujet. Nous verrons que si, depuis Claude Bernard, les recherches sur le sucre du sang ont été nombreuses, elles n'ont cependant pas encore réussi à faire cesser toutes les discussions. La question de la nature du sucre du sang commence à peine à être élucidée. D'autre part, les relations entre la glycosurie et la glycémie ne sont pas entièrement connues et, à ce sujet, nous aurons à dire quelques mots du rôle du rein dans le diabète.

Le sucre, élément physiologique du sang, doit normalement se détruire au niveau des tissus et l'on paraît aujourd'hui disposé à admettre qu'il existe un ferment glycolytique dans le sang même. Etudié par M. Lépine, ce ferment a été considéré par M. Arthus comme un produit cadavérique de la désintégration leucocytaire. Nous parlerons des ferments du sang chez les diabétiques et nous montrerons combien sont incomplètes nos connaissances sur ce point.

Enfin nous signalerons, chemin faisant, les nombreuses substances que peut contenir le sang diabétique, soit au cours de la période d'état de la maladie, soit dans l'une de ses plus graves complications : le coma diabétique, par lequel nous terminerons.

SIGNES PHYSIQUES & RÉACTION DU SANG

L'aspect du sang diabétique n'offre en général rien de particulier : tel est l'avis de tous les classiques (Lécorché, Legendre, Naunyn, etc.).

Sa teneur en hémoglobine n'est pas modifiée.

Densité. — Quelques auteurs insistent seulement sur ce point, que le sang diabétique ayant une densité plus grande (1033-1035) que celle du sang normal (1028-1029), est plus foncé et plus visqueux (Mac Gregor). Aussi s'écoule-t-il moins facilement à la piqûre.

Couleur. — Christison et Frank ont signalé que le sang présente assez souvent, au cours du diabète, une couleur sale, d'un gris rougeâtre, qui serait due à l'existence dans le plasma d'une grande quantité de matières grasses. Après séparation du caillot, le sérum aurait les caractères d'un liquide chyleux. Mais cette particularité se présenterait surtout, d'après Naunyn, au cours d'un diabète intense ; elle serait donc d'un pronostic grave (1).

Coagulation. — La coagulation du sang ne diffère pas dans le diabète de ce qu'elle est d'ordinaire. Elle se produit de 5 à 10 minutes après la sortie des vaisseaux, et au bout de 20 à 40 minutes commence la séparation du sérum et

---

(1) Peut-être ces granulations sont-elles parfois de nature albuminoïde. Nous dirons plus loin sur quoi s'appuie cette hypothèse.

du caillot. Ce caillot, rouge ou rouge-noirâtre, ne présente rien de spécial ; il correspond généralement à la moitié ou aux deux tiers du sang tiré (Lenoble) (1).

Si on étudie ce phénomène sous le microscope, à l'aide de préparations de sang frais, on le voit se produire dans les conditions normales : les globules rouges s'agglomèrent en piles et dans la mer plasmatique nagent les globules blancs et les hématoblastes. C'est de ces derniers que partiront et rayonneront les fines aiguilles de fibrine.

Il va de soi que, chez le diabétique comme chez l'homme sain, on peut voir se réaliser dans certains cas le tableau du sang phlegmasique.

Mais parmi tous ces signes, aucun n'est particulier au diabète et ne peut fixer le diagnostic. Aussi n'y insisterons-nous pas plus longuement.

A ces signes physiques se rattache indirectement la réaction du sang dont nous dirons ici quelques mots.

RÉACTION

D'après M. Lécorché l'alcalinité du sang serait augmentée dans le diabète, et jadis la majeure partie des auteurs partageait cet avis.

Voici quelques faits observés à ce sujet :

Frerichs (2) ayant trouvé dans deux cas de diabète, sur

---

(1) Lenoble, *Thèse*, Paris, 1897-98.
(2) Frerichs, *Ueber den Diabetes*, Berlin 1884.

la gravité desquels il ne donne d'ailleurs pas d'indication, une alcalinité égale à 286 et 295 mg. de bicarbonate de soude, considère l'alcalinité du sang dans le diabète comme normale ; mais il s'est basé sur des chiffres donnés pour le sang de l'homme par M. Canard (1) et, ainsi que le fait remarquer M. Lépine, ces chiffres, par suite d'une erreur d'impression, sont faux et de moitié trop faibles ; l'alcalinité habituelle du sang variant entre 520 et 732 mg. de bicarbonate de soude. Il en ressort donc que, dans ces deux observations de Frerichs, l'alcalinité du sang était diminuée.

M. Canard, dans sa thèse, étudie un seul cas de diabète. Il s'agit d'un malade urinant 500 grammes de sucre et 7 litres par jour ; l'alcalinité est trouvée égale à 500 mgr. de bicarbonate de soude, c'est-à-dire légèrement diminuée aussi. Elle remonta d'ailleurs au chiffre physiologique par l'emploi d'alcalins (Bicarbonate de soude. Eau de Vichy).

On peut par conséquent admettre, avec M. Lépine, que l'alcalinité du sang est souvent diminuée dans le diabète.

Au cours de certaines complications, du coma diabétique, par exemple, le sang serait moins alcalin encore et deviendrait même acide ; or on sait que cette acidité n'est pas compatible avec la vie.

------

(1) Canard, *Thèse*, Paris, 1878.

GLOBULES ROUGES

Le sang offre, dans le diabète sucré, une réaction colori-
métrique particulière, qui s'obtient avec des préparations
sur lames de sang sec. C'est la réaction de Bremer (1), du
nom du savant américain qui l'a décrite le premier en 1894.

Voici en quoi elle consiste :

Quand on plonge une lame de sang normal dans deux
solutions aqueuses saturées d'éosine et de bleu de méthylène,
on voit les hématies se colorer en rose violacé, alors que les
globules rouges des diabétiques y prennent une teinte
verte, quelquefois bleuâtre.

Mais telle que l'avait d'abord indiquée Bremer, cette
réaction était difficile à réaliser et c'est sans doute la raison
pour laquelle peu d'expérimentateurs s'en sont servis dans
leur pratique ; certains même, comme Vincenzo Patella et
Alberto Mori (2), comme Lenoble, ont nié la réalité des
faits avancés par Bremer.

D'autres auteurs, au contraire, ont montré tout l'intérêt
que présente cette étude chromatique du sang des diabétiques. Ce sont : en France, MM. Lépine et Lyonnet,
P. Marie et Le Goff ; en Allemagne, Lœvy, Goldscheider,
Strauss qui, dans une séance de la Société de médecine
interne de Berlin, exclusivement consacrée à la discussion

---

(1) Bremer, *Centr. für med.* Wiss., 1894, p. 850.
(2) Patella et Mori, *Gaz. degl. Osped e della clin.* 15 nov. 1896.

de cette question, confirmèrent l'exactitude des découvertes de Bremer.

Cette réaction mérite donc bien qu'on la connaisse. Comment l'obtient-on ?

Technique de la réaction de Bremer

Il importe d'étaler le sang sur des lames extrèmement propres et dépourvues de poussière. On les lavera d'abord à l'eau courante, puis avec un acide fort dont on les débarrassera par neutralisation à l'ammoniaque. Elles seront ensuite essuyées avec un linge sans duvet et l'on évitera de les contaminer, soit avec les doigts, soit par l'haleine (Le Goff) (1).

On prendra, à l'aide des procédés habituels, une goutte de sang à la face dorsale d'un doigt bien lavé et on l'étendra en une nappe mince et régulière, qu'on obtiendra en appliquant deux lames l'une sur l'autre, puis en les séparant par glissement.

On laissera sécher le sang à l'air, puis on le fixera par la chaleur ou par le réactif de Nikiforoff.

Le premier procédé est un de ceux qui font subir le moins d'altérations aux éléments cellulaires du sang : Erlich a montré que, chauffé à la température de 110 à 120°, le sang subit une fixation telle que l'hémoglobine n'est plus soluble dans l'eau.

---

(1) Le Goff, *Thèse* de Paris, 1896-97.

Le réactif de Nikiforoff est un mélange à parties égales d'éther et d'alcool absolu. Il donne une fixation satisfaisante au bout d'une heure. Bremer abrégeait la durée de cette opération en portant le réactif à la température de 70 à 80° par le bain-marie, avant d'y plonger les lamelles : il obtenait ainsi un bon résultat en quelques minutes.

La fixation obtenue, on colore les lames de sang sec.

Bremer (1) a donné successivement plusieurs façons d'opérer.

Au début, il préparait deux solutions aqueuses, l'une d'éosine à 0,5 pour 100, l'autre saturée de bleu de méthylène. Il formait deux mélanges de ces solutions, de manière que l'une contînt un excès de bleu, l'autre un excès d'éosine. Les préparations étaient plongées trois minutes dans le mélange à excès d'éosine, trois minutes dans le mélange à excès de bleu, lavées et montées dans le baume.

En 1895 (2), il apporte à ce premier procédé quelques légères modifications, portant surtout sur la confection du réactif.

Puis, dans un troisième mémoire, publié l'année suivante (3), il fait connaître qu'il est arrivé à rendre ses solutions plus sensibles. Voici comment il conseille de procéder désormais : « On fait une solution saturée aqueuse d'éosine, une solution saturée de bleu de méthylène. On mélange ces solutions, de façon qu'un papier blanc plongé dans le liquide, n'en sorte ni bleu ni rose. Il s'y fait un préci-

---

(1) Bremer, *Central für médic. Wiss.*, n° 49-1894.
(2) Bremer, *Médical News.*, Philadelphie, 9 Feb. 1895.
(3) Bremer, *New-York med. Journal*, 7 mars 1896.

pité, insoluble dans l'eau, qu'on lave et qu'on redissout dans. l'alcool à 33º. On ajoute à la solution un vingt-quatrième d'éosine, puis un sixième de bleu de méthylène à la solution éosine-bleu de méthylène. » Cinq minutes suffisent pour obtenir une coloration complète qui est, nous l'avons dit, rose-violacé pour les hématies normales ; verte et quelquefois bleuâtre pour les hématies des diabétiques. Le contraste est tellement frappant qu'il apparaît à l'œil nu.

De leur côté, MM. Marie et Le Goff (1), qui ont repris l étude de la réaction de Bremer, conseillent la formule suivante : « On prépare une solution saturée de la combinaison éosine-bleu en dissolvant 48 centigrammes de chaque substance dans 20 à 25 grammes d'alcool à 30 degrés ; on filtre. On dissout d'autre part 4 milligrammes d'éosine dans 5 grammes d'alcool à 30 degrés, et enfin 8 milligrammes de bleu de méthylène dans le même poids d'alcool à 30 degrés. On mélange les trois solutions. »

On le voit, les formules indiquées sont multiples ; si nous ajoutons que les solutions ne se conservent que quelques heures et qu'en outre, ainsi que M. Le Goff (2) y insiste avec raison, il existe dans le commerce une multiplicité de substances commerciales vendues sous le nom de bleu de méthylène, les unes contenant du zinc, les autres en étant dépourvues (3), on comprendra sans peine

---

(1) Marie et Le Goff, *Bull. Soc. méd. des Hôp.*, Paris, nᵒ 16, p. 626.
(2) Le Goff, *Thèse*, Paris, 1897.
(3) MM. Lépine et Lyonnet (*Lyon médical. Soc. Hôp.*, 7 juin 1896, nᵒ 23), se sont servis avec avantage du premier produit ; MM. Marie et Le Goff ont utilisé le second.

pourquoi l'étude du sang par la réaction de Bremer est si délicate.

Il importe en outre d'éviter la confusion qu'une analogie de noms pourrait faire naître entre deux substances dont les familles chimiques et les propriétés biologiques sont complètement distinctes : le bleu de méthylène et le bleu méthyle.

Si l'on se conforme à la technique de MM. Marie et Le Goff et si, pour comparer, on colore simultanément deux lames : l'une de sang normal, l'autre de sang diabétique, elles apparaissent au microscope sous l'aspect suivant :

Sang normal. — Les hématies ont une teinte variant du rose clair au marron foncé; le plasma est incolore; quelques hématies seulement sont entourées d'un halo rose clair, dû sans doute à la diffusion de l'hémoglobine dans le plasma.

Sang diabétique. — Les hématies diabétiques sont vert pâle, vert jaunâtre ou incolores.

Nouvelles réactions de Bremer

Bremer continuant ses recherches de coloration du sang des diabétiques, constata qu'il ne se comporte pas comme le sang normal vis-à-vis de nombreuses couleurs d'aniline autres que l'éosine-bleu de méthylène.

C'est ainsi qu'il n'est coloré ni par le rouge-congo, ni par le bleu-méthyle, alors que ces couleurs agissent énergiquement sur le sang normal; qu'au contraire le rouge écarlate de Biebrich agit seulement sur le sang diabétique, qu'il colore fortement.

A l'exemple de Bremer, MM. Marie et Le Goff ont fait l'essai de nombreuses autres couleurs.

Le congo-rubine, le vert-sulfo se comportent comme le rouge de Congo et le bleu de méthyle à l'égard du sang diabétique; les jaunes, les orangés, les ponceau donnent des résultats moins satisfaisants. La chrysoïdine, l'éosine colorent également bien le sang normal et le sang diabétique.

Parmi les colorants acides du groupe du triphényl-méthane, le bleu 4 B ne colore ni le sang normal, ni le sang diabétique; le bleu 3 BS colore le sang normal et non le sang diabétique; le bleu C 4 B se comporte de même; mais la réaction se produit seulement au bout d'une demi-heure.

Le vert de méthyle, le violet hexaméthylé ne donnent pas de résultats nets.

Le jaune Martius, la safranine colorent en 15 secondes le sang normal ou diabétique.

Etude clinique de la réaction de Bremer

Bremer a appliqué sa méthode à cinquante cas de diabète de toute origine : diabètes hépatique, nerveux, pancréatique, etc. Toujours il a obtenu la réaction caractéristique.

Il l'a réalisée de même dans les glycosuries toxiques, qui s'accompagnent d'hyperglycémie; mais l'épreuve a été négative dans le diabète phloridzique où, on le sait, la glycémie physiologique n'est pas modifiée.

En France, les premiers auteurs qui se soient occupés de ces réactions chromatiques, MM. Lépine et Lyonnet, ont pleinement confirmé les expériences de Bremer; toutefois ils n'admettent pas que cette réaction soit caractéristique du diabète, car ils l'ont obtenue d'une façon nette dans le sang d'un leucémique.

MM. Marie et Le Goff ont plus tard contrôlé également l'exactitude des résultats de Bremer. Leurs recherches ont porté sur six cas de diabètes divers; ils ont constamment obtenu la réaction. En outre elle serait pour eux non seulement qualitative, mais jusqu'à un certain point quantitative; car ils l'ont trouvée bien plus accentuée dans le sang d'une femme dont l'urine contenait 60 grammes de sucre, que dans celui d'un diabétique n'urinant que 8 à 10 grammes de glucose.

En Allemagne M. Lœwy, dans sept cas de diabète, a toujours trouvé positive la réaction de Bremer. Il en fit la communication à la Société de médecine interne de Berlin (1) et MM. Strauss, Goldscheider, Burghardt approuvèrent ses conclusions, ainsi que nous l'avons dit plus haut.

M. Naunyn (2), dans son récent traité sur le diabète, est également de cet avis; mais, de même que MM. Lépine et Lyonnet, il n'admet pas que la réaction soit propre à cette affection.

---

(1) *Soc. méd. int.* de Berlin. Séance du 1er nov. 1897, *in Méd. Mod.* 20 nov. 1897.
(2) M. Naunyn. *Diabetes mellitus in pathol.* Nothnagel, Wien, 1897.

Pathogénie de la réaction de Bremer

Bremer ne pense pas que la réaction découverte par lui soit due au sucre du sang.

En effet, — et c'est là, soit dit en passant, un point important pour la médecine légale et pour les contrats des compagnies d'assurances, — son réactif permettrait de reconnaître le diabète, alors même que des médicaments sont parvenus à supprimer la glycosurie. Il est d'ailleurs établi que, d'une part, le glucose, élément normal du sang ne donne pas la réaction de Bremer et, d'autre part, qu'on ne l'obtient pas davantage si l'on ajoute du glucose au sang normal. Ce n'est donc pas le sucre du sang qui détermine la coloration spéciale.

Par quel mécanisme cette réaction se produit-elle ?

Bremer admet la présence, dans le globule rouge, d'une substance particulière inconnue, douée de la propriété de se combiner au bleu de méthylène. Cette substance existerait dans l'urine diabétique ; car il suffit d'y tremper des lames de sang, pour obtenir ensuite la même coloration qu'avec le sang diabétique.

Si, au début, Bremer était embarrassé pour expliquer la production de sa réaction, alors qu'il ne la réalisait qu'avec la solution colorée éosine-bleu de méthylène, plus tard, quand il l'eut recherchée et trouvée avec la majeure partie des couleurs d'aniline, il put donner, non la raison véritable, mais tout au moins le mécanisme physiologique des faits observés : le cytoplasma hématique fixe fortement les couleurs acides d'aniline, telles que l'éosine, l'orangé, le bleu

de méthyle, etc., au contraire le protoplasma des globules rouges des diabétiques se teint par les couleurs basiques et demeure incolore par les couleurs acides ; c'est-à-
dire qu'au lieu de rester acidophiles, les hématies sont
devenues basophiles.

MM. Lépine ét Lyonnet, dans leur note à la Société des
Hôpitaux de Lyon, disent qu'on comprend très bien qu'il en
soit ainsi. Le sang des diabétiques serait moins alcalin que
ne l'est le sang normal et, d'après eux, le principe acide
qui diminue l'alcalinité, peut rendre les hématies basophiles
et déterminer la réaction de Bremer.

Mais, d'autre part, MM. Marie et Le Goff sont parvenus à
produire la réaction en plongeant le sang normal, non plus
dans de l'urine diabétique, comme Bremer, mais simplement dans une urine normale alcaline. Bien plus, une urine
diabétique acide, agissant sur du sang normal, n'arrive
pas à déterminer la réaction. D'autre part, en faisant agir
des alcalis faibles sur le sang normal, ils ont encore obtenu
une réaction nette qu'ils n'ont pu réaliser avec des acides.

« Devons-nous en conclure qu'il existe un principe ou
une fonction acide dans les hématies du sang normal et
un principe alcalin dans ceux du sang diabétique ? Nous ne
pouvons le faire dans l'état actuel de nos connaissances
sur les réactions tinctoriales », dit M. Le Goff dans sa
thèse. Nous approuvons cette manière de voir.

Il nous semble que MM. Lépine et Lyonnet ont été induits
en erreur par les expressions : couleurs acides, couleurs
basiques. On appelle ainsi des dissolvants dont le principe
tinctorial est une base ou un acide; peu importe d'ailleurs

que les solutions colorantes agissent ou non sur le papier de tournesol. Presque tous les colorants basiques, comme le bleu de méthylène, le violet de gentiane sont en solution phéniquée, c'est-à-dire acide. Il est donc possible qu'il y ait eu là emploi fâcheux de termes semblables pour désigner des choses toutes différentes, d'où a pu naître la confusion.

Sans essayer de pénétrer plus avant dans le mécanisme par lequel se réalise la réaction de Bremer, nous pouvons dire que le protoplasma des globules rouges des diabétiques a subi une modification qui lui a fait perdre son acidophilie habituelle et l'a rendu basophile. Encore avons-nous vu que ces hématies ne se comportent pas d'une façon uniforme en présence de toutes les couleurs acides, ni de toutes les couleurs basiques.

En résumé, les hématies diabétiques sont moins acidophiles que celles du sang normal et même basophiles. Ce caractère leur appartient-il en propre ? MM. Lépine et Lyonnet ont trouvé basophiles les globules rouges d'un leucémique, Naunyn ne pense pas que la réaction de Bremer caractérise le diabète. MM. Marigliano et Castellino (1) ont remarqué que les hématies des chlorotiques sont en partie basophiles. Ehrlich (2), Gabritchewsky (3) ont signalé dans les anémies intenses des altérations de coloration des hématies qu'ils qualifient du nom de polychromatophilie : quand on trempe du sang anémique dans le mélange

(1) Marigliano et Castellino, *Reforma medica,* 1890, p. 620.
(2) Ehrlich, *in die Anœmie* (Ehrlich et Lazarus), Wienn. 1898.
(3) Gabritchewky, *Arch. f. Exp. Pat. u Pharm.,* 1891, Bd, 28.

hématéine-éosine, les globules rouges, au lieu de se teindre en rose tendre, en sortent violets.

Tous ces faits sont de même ordre que ceux qu'a signalés Bremer. Il était bon, croyons-nous, de les rappeler, moins pour diminuer la valeur de la réaction due au savant américain, que pour en étendre la portée et en préciser la signification.

HÉMATOBLASTES

On sait que ces éléments sont considérés par M. le Professeur Hayem comme les cellules originelles qui servent à la régénération du sang. Pour d'autres auteurs, au contraire, ils seraient des produits de destruction globulaire. Toujours est-il que ces éléments jouent un rôle indéniable dans la coagulation du sang. Sous le microscope, des préparations de sang frais les montrent réunis en plaquettes d'où partent les aiguilles de fibrine.

Ils ne sont pas altérés dans le diabète; leur nombre n'est pas modifié.

Quand on colore le sang diabétique par le réactif éosine-bleu de méthylène, les hématoblastes, d'après Bremer, prennent une teinte bleue; c'est-à-dire qu'ils se comportent comme ceux du sang normal.

Les hématoblastes du sang diabétique n'offriraient donc aucune particularité.

Il importe toutefois de faire une réserve : contrairement à ce que nous disons ci-dessus, on admet en général avec M. Hayem que les hématoblastes ne fixent ni les colorants acides, ni les colorants basiques; mais n'a-t-on pas pris pour des hématoblastes de simples débris de globules rouges?

GLOBULES BLANCS

L'étude des globules blancs a été, elle aussi, l'objet de travaux multiples, auxquels nous sommes redevables d'un certain nombre de notions intéressantes.

Les leucocytes n'offrent aucune modification de nombre dans le diabète, disent avec M. Lécorché [1] tous les auteurs classiques. Cette opinion est aussi admise en Allemagne.

Les leucocytoses qui se produisent au cours du diabète, sous des causes diverses, n'ont pas fait l'objet d'une étude systématique et à cet égard les diabétiques réagiraient aux infections comme les sujets sains. Pourtant Bettmann [2] rapporte l'observation d'un diabétique atteint de goître exophtalmique, chez lequel l'ingestion des féculents produisait, avec l'augmentation de la glycémie, une diminution parallèle du nombre des leucocytes.

Mais si la quantité des globules blancs, si le rapport des diverses formes leucocytaires entre elles ne semblent pas modifiés, en est-il de même de leurs propriétés biologiques? Le cytoplasma des leucocytes se comporte-t-il dans le diabète comme à l'état de santé, ou bien existe-t-il une réaction semblable à celle que Bremer a décrite pour les globules rouges? Il ne semble pas qu'il en soit ainsi.

Les globules blancs ont les mêmes réactions chromati-

(1) Lécorché, *Le Diabète*, Paris.
(2) Bettmann, *Munch Med. Woch.*, 1896.

ques chez le glycosurique et chez l'homme sain : lorsque l'on trempe une lame de sang dans la solution d'éosine-bleu de méthylène, on voit le noyau des leucocytes éosinophiles coloré en bleu clair et les granulations paraissent en rouge vif. Les polynucléaires neutrophiles ont un protoplasma coloré en bleu, avec des granulations bleu-violacé. Enfin les lymphocytes et les mononucléaires prennent avidement le bleu de méthylène, aussi bien dans leur noyau que dans leur protoplasma (Bremer).

La réaction de Bremer n'existe donc pas pour les globules blancs.

M. Neusser prétend toutefois que, dans le diabète comme dans l'uricémie, on voit souvent les leucocytes présenter des granulations foncées basophiles autour du noyau. Mais M. Naunyn affirme n'avoir jamais observé cette particularité (1).

Ainsi donc, entre les leucocytes normaux et les leuccytes diabétiques, il n'existe pas de différences certaines en ce qui concerne l'action des matières colorantes.

Mais de nombreux auteurs ont prétendu qu'il y a dans le sang des diabétiques une forte augmentation de glycogène qui porterait à la fois sur le plasma et sur les leucocytes. C'est l'étude du glycogène du sang que nous devons maintenant exposer de façon succincte ; nous verrons ensuite s'il existe des différences entre l'état normal du sang et son état pathologique dans les glycosuries.

---

(1) Neusser, *Wien. Klin. Woch.*, 1894, n° 39.

ÉTUDE DU GLYCOGÈNE DU SANG

Après la découverte faite par Claude Bernard de la fonction glycogénique du foie, qui révélait le mécanisme physiologique de la production du sucre du sang et jetait un jour nouveau sur la pathologie du diabète, les savants multiplièrent leurs recherches. Non seulement on étudia le sucre, désormais considéré comme un élément constant du sang, mais le glycogène y fut également recherché. C'est Ranvier qui le premier le trouva dans les leucocytes de la lymphe, en l'étudiant chez l'axolotl et chez la grenouille ; puis bientôt de nombreux auteurs reprirent cette étude chez l'homme, tant à l'état physiologique que dans le cours des maladies.

Mais ici de multiples opinions, souvent contradictoires, se trouvent en présence. Tandis que certains auteurs, tels que Salmon (1), Figuier, Kauffmann, Huppert (2), Czerny considèrent l'existence du glycogène comme constante dans le sang normal, d'autres observateurs, non moins nombreux, la nient : citons, par exemple, Nasse, Hoppe-Seyler, Praussnitz, Woroschiloff. M. Salmon, qui vient de consacrer tout récemment sa thèse : « Glycogène et leucocytes », à l'étude de ce sujet, adopte cette dernière opinion.

Il importe de fixer d'abord cette notion discutée de l'existence du glycogène dans les leucocytes du sang de l'homme sain, avant d'aborder à ce même point de vue l'étude du sang des diabétiques.

---

(1) Salmon, *Dubois Raymond's Archiv.*, 1878, B. 2, p. 596.
(2) Huppert, *Zeit. f. physiol. Chemic.*, XVIII, p. 165, 1893.

Technique

Après avoir étalé du sang sur des lames très propres et l'avoir fixé, il faut mettre en évidence la matière glycogène. Dans ce but, l'emploi d'une solution iodée est nécessaire. Voici quels sont les différents procédés recommandés.

Ehrlich avait indiqué jadis la formule suivante :

Iode	1 gr.
Iodure de potassium	2 gr.
Eau	100 gr.
Gomme	q. s.

jusqu'à consistance sirupeuse. La coloration était obtenue très rapidement; on montait directement sans lavage. Cette solution avait l'inconvénient de colorer en jaune toute la préparation, dans laquelle le glycogène apparaissait en granulations d'un brun acajou.

Dans son récent traité, Ehrlich conseille de placer pendant quelques minutes les préparations de sang sec sous une cloche contenant des cristaux d'iode et de monter ensuite dans une solution de lévulose, dont le grand pouvoir réfringent permet d'apercevoir les grains de glycogène sur le fond incolore de la préparation.

M. Salmon (1) fait agir sur les lames de sang encore humides la vapeur d'iode à 50 degrés; il obtient ainsi en même temps une fixation délicate et la coloration. Le montage se fait dans l'huile de cèdre.

On peut alors étudier le glycogène.

____

(1) Salmon, *Thèse* de Paris, 1898-99.

Glycogène dans le sang normal

Frerichs (1), Gabritchewsky (2) ont non seulement décrit, mais figuré le glycogène dans le sang. Pour Frerichs, il s'y présente sous deux aspects différents :

a) Il existe d'une part dans les leucocytes à l'état de petites granulations brunâtres, réfringentes;

b) On le trouve d'autre part dans le plasma en masses plus ou moins volumineuses. Ces masses sont complètement libres ou bien se trouvent dans des débris cellulaires provenant de la destruction des leucocytes.

Pour Gabritchewsky, normalement le glycogène existerait seulement hors des leucocytes, dans le plasma, et augmenterait pendant la digestion. Il y serait d'ailleurs peu abondant.

Livierato (3) admet qu'il y a peu de glycogène dans le sang normal et qu'il s'y trouve seulement hors des globules.

M. Salmon nie la présence du glycogène dans le sang normal. A l'état pathologique, quand le sang renferme du glycogène, — et nous verrons plus loin dans quelles conditions, — c'est dans les leucocytes seulement qu'on le rencontre.

M. Salmon se trouve ainsi d'accord avec les physiologistes tels que Dastre (4), Bourquelet et Gley, Huppert, Lilienfeld, qui ont constaté chimiquement son absence du plasma.

---

(1) Frerichs, *Zeit f. Klin. med.*, Bd. VI, S. 40.
(2) Gabritchewsky, *Arch. f. ge. Phys.*, B, XLVIII, p. 621.
(3) Livierato, *Deutsch Arch. f. Klin. Med.*, LIII, page 303.
(4) Dastre, *Arch. de Physiol.*, III, 3, 1891, et *Arch. physiol.*, 1895.

Schiff (1), Cl. Bernard (2) avaient déjà montré que le glycogène, injecté dans le sang, y est rapidement saccharifié. Dastre admet que l'existence d'une diastase amylolytique de la lymphe est incompatible avec l'existence du glycogène libre dans le plasma et compatible au contraire avec sa présence dans les globules blancs (Dastre).

D'après M. Salmon, les amas glycogéniques trouvés par quelques expérimentateurs sur des lames de sang sec colorées à la gomme iodée sont dus à un artifice de préparation et cet auteur a pu reproduire tous les stades par lesquels passe le glycogène, depuis sa sortie des leucocytes, jusqu'à sa libération complète.

Le glycogène se présente dans ses préparations sous l'aspect suivant :

Les leucocytes sont à peine teintés par les vapeurs d'iode; leur noyau, très pâle, est entouré d'un protoplasma jaune paille. C'est dans ce protoplasma que le glycogène apparaît sous forme de fines granulations foncées ou de gouttes brun acajou tirant sur le rouge. « Le contour du noyau est intact, dessiné, encadré par les taches brunes ». Jamais le glycogène n'empiète sur le noyau et, coloré par l'iode, il a un aspect opaque de coagulum.

L'iodure de glycogène ainsi formé, se décolore par tous les dissolvants de l'iode (alcool, éther, xylol, etc.); une solution étendue d'amidon enlève également l'iode à la molécule de glycogène. Ces réactions histochimiques per-

---

(1) Schiff, *Journ. Anat. et Physiol.*, 1866.
(2) Cl. Bernard, *Leçons sur le diabète.*, 1877.

mettent de caractériser cette substance, qui possède encore la propriété de perdre à 100 degrés sa coloration rouge, qui reparaît ensuite d'elle-même par refroidissement.

On peut ainsi constater que la substance glycogénique est contenue dans les polynucléaires, et aussi dans les lymphocytes, mais en moins grande abondance. Il n'y en aurait jamais ni dans les éosinophiles, ni dans les grands mononucléaires.

On peut donc admettre, avec M. Salmon, que le glycogène n'existe que dans les leucocytes. Doit-on, comme cet auteur, nier de façon aussi ferme que le glycogène soit un élément normal du sang?

Glycogène dans le sang des diabétiques

Divers états pathologiques s'accompagnent de la présence du glycogène dans le sang. On a surtout insisté sur sa fréquence et son abondance dans le sang diabétique.

Frerichs s'est occupé un des premiers de la question en 1881. Cet auteur n'aurait rencontré de glycogène que chez quelques-uns des diabétiques observés par lui et seulement dans les leucocytes morts ou sortis par inflammation du torrent circulatoire.

Gabritchewsky (1) a repris cette étude par l'examen clinique et par l'expérimentation.

Cliniquement, il a constaté le glycogène chez deux diabétiques, à la fois dans le plasma et dans les leucocytes.

---

(1) Gabritchewsky, *Arch. f. exp. Path. u. Phar.*, Bd. XXVIII ; p. 272.

Comme il admet, nous l'avons dit plus haut, son existence dans le sang normal, il ne voit là qu'une exagération de l'état physiologique, qu'il attribue à la plus grande richesse du sang diabétique en sucre et, comme conséquence, à une plus abondante production de glycogène par les leucocytes.

Il confirme, en outre, par des faits le résultat de ses observations.

Il cite d'abord le cas clinique suivant : « Un étudiant de vingt ans, atteint de diabète sucré, urinait 56 grammes de sucre par litre; on constatait beaucoup de glycogène hors des cellules et dans les leucocytes. Après quelque temps d'un régime sévère, la réaction sanguine redevint normale en même temps que le sucre disparaissait des urines. »

D'autre part, il rapporte avoir produit des diabètes expérimentaux chez les animaux. Un chien, rendu diabétique par extirpation du pancréas, avait une très belle réaction glycogénique sanguine; au contraire la phloridzine donnait lieu à un diabète qui ne s'accompagnait pas de cette réaction; or, on sait que dans le diabète phloridzique il n'y a pas d'hyperglycémie.

Enfin, par ingestion de féculents, par injection de glucose dans la cavité péritonéale ou dans la circulation, pratiquées sur des animaux, il augmenta la réaction glycogénique du sang.

Ces diverses expériences prouvent, d'après lui, que la quantité de glycogène du sang est sous la dépendance étroite de l'hyperglycémie : ce sont les leucocytes du sang qui le fabriquent aux dépens du glucose. Il est vrai cependant, ajoute-t-il, que les leucocytes peuvent aussi utiliser pour le produire les peptones et les substances albuminoïdes.

M. Kauffmann (1), pour qui le glycogène est de même un élément du sang normal, admet que le sang des animaux rendus diabétiques par extirpation du pancréas, renferme une quantité de glycogène beaucoup plus considérable que celui des animaux sains. Au lieu de 10 à 25 milligrammes par litre, il pourrait s'élever jusqu'à 50 centigrammes.

On voit donc que la plupart des auteurs qui se sont occupés de la question, concluent à l'hyperglycogénie chez les diabétiques.

Ehrlich le répète dans son traité d'hématologie ; Naunyn l'accepte dans son livre sur le diabète et cette opinion est classique, en France comme à l'étranger.

Mais le dernier mot n'est peut-être pas dit à ce sujet et voici une opinion toute différente, que nous trouvons dans le travail récent de M. Salmon.

De même qu'il n'admet pas l'existence habituelle du glycogène dans le sang normal, M. Salmon le rejette de la composition ordinaire du sang des diabétiques.

Dans huit cas de diabète non compliqué, il n'a trouvé aucune trace de glycogène dans les leucocytes des voies sanguines. Or, les malades avaient respectivement 81 grammes, 63 grammes, 5 grammes, etc., de sucre par litre. La

---

(1) Kauffmann, *Soc. de Biol.*, 1895, p. 153, 277-316.

lormule du diabète ne semble d'ailleurs pas influencer la glycogénie leucocytaire.

Mais chez deux malades atteints de suppurations cutanées, il a trouvé du glycogène leucocytaire en abondance : on sait que le pus est toujours très riche en glycogène.

Dans un cas de gangrène, le pus polymicrobien était très pauvre en glycogène (un leucocyte seulement sur six en renfermait) et il était exceptionnel de constater dans le sang la coloration brun acajou intra-cellulaire.

Cet auteur conclut que, *chez le diabétique, comme chez l'homme sain, le glycogène n'apparaît dans le sang que sous l'influence d'une suppuration.*

D'après lui, les leucocytes feraient la synthèse du glycogène, non pas en partant du glucose ou des sucres, mais par l'intermédiaire des peptones : ce serait une des causes de la grande richesse du pus en glycogène.

Plus récemment encore, M. Kaminer (1) a repris l'étude de la réaction iodée des leucocytes.

Ses recherches confirment pleinement celles de M. Salmon :

Dans le sang normal de l'homme et du lapin, M. Kaminer n'a jamais observé de coloration brune des leucocytes ; dans trois cas de diabète léger et un cas de diabète grave, il n'obtint également que des résultats négatifs.

Par contre, dans un cas de diabète grave, terminé par le coma, les leucocytes étaient augmentés de nombre et con-

---

(1) Kaminer, *La leucocytose et la réaction iodée des leucocytes. Presse médicale*, 28 juin 1899. (*Deut. Woch.*, 1899, n° 15, p. 235.)

tenaient abondamment des granulations glycogéniques. Malheureusement l'autopsie ne fut pas pratiquée, en sorte qu'on ne sut pas s'il existait chez ce malade un processus suppuratif ou infectieux.

Au cours de glycosuries alimentaires et de glycosuries expérimentales toxiques, il constata que la réaction iodée fait toujours défaut.

L'auteur conclut de ces recherches que la réaction iodée dépend, non de la présence du sucre dans le sang, mais de la leucocytose concomitante : il a, en effet, toujours trouvé cette réaction dans les septicémies avec leucocytose.

La charge glycogénique leucocytaire accompagnerait la leucocytose et la polynucléose du sang et constituerait une réaction de défense de l'organisme.

Quoi qu'il en soit de la théorie, cette réaction serait d'une importance considérable pour le diagnostic, puisque le glycogène du sang tirerait son origine des foyers inflammatoires.

Goldberger et Weiss (1), de leur côté, ont montré le parti qu'on peut tirer en chirurgie de l'examen du glycogène sanguin pour reconnaître l'existence d'une collection purulente profonde.

D'autre part, M. Lenoble (2) cite deux cas de diabète s'accompagnant de tuberculose pulmonaire et dans le cours desquels il a pratiqué la recherche du glycogène du sang : dans ces deux cas, l'examen fut négatif.

En résumé, l'hyperglycogénie des globules blancs, dont

(1) Goldberger et Weiss, *Wien. Klin. Woch.*, 1897, n° 25.
(2) Lenoble, *Thèse*, Paris, 1898.

l'existence semblait constante dans le sang des diabétiques, est une notion qu'on ne peut plus accepter sans recherches nouvelles.

L'étude des leucocytoses dans le diabète serait intéressante à poursuivre. Il importe, en effet, de rechercher pourquoi beaucoup d'infections prennent, chez les diabétiques, une marche véritablement galopante. Le terrain sucré suffit-il pour exalter la virulence de tous les germes ? N'y a-t-il pas une défense leucocytaire affaiblie dans certains cas ? En tout état de cause, il serait nécessaire d'établir les formules leucocytaires qui accompagnent ces infections à terminaison promptement fatale : on ne pourrait manquer d'en tirer des notions nouvelles.

SÉRUM

Nous entrons ici dans la partie la plus complexe de notre sujet.

A chaque pas nous rencontrerons des inconnues ou des notions contradictoires; les connaissances qui, jusqu'à ces derniers temps, semblaient le mieux établies, sont remises en cause aujourd'hui.

Alors qu'on croyait, par exemple, que l'existence du sucre du sang était indéniable, que ce sucre était du glucose, certains auteurs soutiennent maintenant que le sucre du sang n'est pas de même nature que le sucre urinaire. En Allemagne, on a pensé que chez les diabétiques il n'y a pas hyperglycémie; que la glycosurie est déterminée par l'apparition ou l'augmentation dans le sang d'une substance particulière, la jécorine.

Beaucoup d'autres points sont matière à discussion dans ce sujet si important de la constitution du « milieu intérieur ».

Nous allons passer en revue les notions que nous possédons sur le sérum des diabétiques, étudier les principes normaux ou pathologiques qu'il contient, en commençant par le plus important de tous, le sucre.

I. SUCRE DU SANG. — GLYCÉMIE

C'est Claude Bernard qui le premier prouva que le sucre est un élément normal, constant du sang, aussi bien de l'homme que des animaux.

Avant lui, cette notion n'était pas admise.

Un certain nombre d'auteurs avaient seulement constaté la présence du sucre dans le sang des diabétiques ; mais beaucoup ne l'y avaient pas trouvé.

La découverte de Claude Bernard a jeté un jour considérable sur la pathologie, mettant en lumière cette notion, qu'il soutint et défendit constamment, à savoir que l'état pathologique n'est jamais qu'une modification, — une augmentation ou une diminution, — de l'état physiologique.

Comment peut-on étudier le sucre du sang ?

Technique

Le sucre sanguin est en solution dans le plasma. Lorsqu'on laisse coaguler le sang, la majeure partie du sucre passe dans le sérum et c'est pour cette raison que nous avons placé ici l'étude du sucre du sang. Mais, pratiquement, on serait bien en peine de le chercher directement dans le sérum, où la présence des matières albuminoïdes gênerait les réactions ; d'autre part, le caillot en retiendrait une partie. Aussi opère-t-on sur le sang complet.

Nature du sucre du sang

Disons d'abord qu'il faut toujours opérer sur du sang frais, quand on recherche le sucre. On ne doit pas oublier, en effet, qu'une heure seulement après sa sortie des vaisseaux, le sang a déjà perdu une partie notable du sucre qu'il contient, et que vingt-quatre après il n'en offre plus trace. C'est ce qui fit dire à Claude Bernard que les opinions contradictoires émises par différents auteurs, étaient dues en partie à ce qu'ils n'opéraient pas dans les mêmes conditions.

Pour mettre le sucre en évidence, il suffit de porter à l'ébullition le sang additionné de 1 pour 1000 d'acide acétique ; les albuminoïdes sont coagulés ; dans le coagulum sont retenues les matières colorantes. On obtient alors par filtration une liqueur incolore et transparente, qui renferme les substances non coagulables du sang.

La liqueur possède un pouvoir rotatoire droit ; elle réduit la liqueur de Fehling ; elle fermente avec la levure de bière en donnant de l'alcool et de l'acide carbonique ; enfin elle produit une osazone avec la phénylhydrazine. On peut donc penser qu'elle contient du sucre.

Ce sucre pourrait être, soit du glucose, soit du maltose, qui possèdent l'un et l'autre ces quatre propriétés. Mais on peut distinguer le glucose du maltose par ce fait que le maltose est un disaccharide, dont une solution bouillie avec une goutte d'acide sulfurique, se dédouble en deux molécules de glucose, en même temps que son pouvoir réducteur augmente de 1 à 2 et que son pouvoir rotatoire diminue de

3 à 1; tandis qu'une solution de glucose n'est au contraire modifiée en rien par ce traitement.

Le sucre du sang se comporte comme cette solution de glucose : le sucre du sang est du glucose.

Tel est l'avis de la majeure partie des physiologistes, qui se rangent en cela à l'opinion de Claude Bernard. Les chimistes l'acceptent également (A. Gautier. — Arthus.)

Toutefois, en partant de ce fait que lorsqu'on dose le sucre du sang par le polarimètre, les valeurs indiquées sont toujours très inférieures à celles que décèle le titrage au Fehling. M. Hédon (1), dans une communication récente, vient d'émettre l'opinion que le sucre du sang est un sucre particulier, différent du glucose, ou bien qu'il représente le mélange de plusieurs sucres à propriétés optiques inverses. Ce sucre fournit pourtant une osazone ayant même point de fusion que le glucosazone. Dans une de ses expériences, tandis que le polarimètre indiquait 17 gr. 3 par litre de solution, le titrage donnait 37,5.

M. Hanriot (2), opérant sur le sang de cheval en très grande quantité, obtint un produit cristallisé. L'osazone de ce sucre fut trouvée identique à celle du glucose. Le pouvoir rotatoire en était dextrogyre; mais la quantité de sucre calculée en glucose d'après le pouvoir réducteur donnait un chiffre supérieur au poids de la matière mise en œuvre. M. Hanriot put convertir ce sucre en parachloralose, fusible à 227 degrés, ce qui caractérise le glucose.

---

(1) Hédon, *R. Soc. Biol.*, 1899, p. 510.
(2) Hanriot, C. R., *Soc. Biol.*, 1899, p. 545.

Cet auteur admet par suite que le sucre sanguin est du glucose; mais qu'il existe en outre dans le sang des substances réductrices, probablement plus abondantes que le glucose.

Il ajoute qu'il est assez fréquent d'observer dans l'urine ces mêmes substances réductrices qui n'agissent pas sur la lumière polarisée.

Jécorine. — D'autres auteurs, comme Henriquez (1), Kolisch (2) vont jusqu'à soutenir que le sang normal et peut-être le sang diabétique, ne contiennent qu'une minime partie de sucre préformé. La plus grande partie des hydrates de carbone y serait à l'état de combinaison, sous forme de jécorine. Découverte dans le foie en 1886 par Drechsel (3), cette substance existe dans le jaune d'œuf. Elle a été retrouvée dans le sang par Jacobsen (4). Pour l'en retirer, on la sépare des substances albuminoïdes en la précipitant par l'alcool absolu; on traite par l'éther et l'on dessèche dans le vide par l'acide sulfurique.

Le sang normal, d'après Kolisch, renferme chez l'homme et le chien de la jécorine surtout, et peu de sucre. Il a fait trois dosages à jeun et voici les résultats qu'il a obtenus :

1er	cas :	jécorine,	0,04 0/0 ;	sucre,	0,02 0/0
2e	— :	—	0,04 0/0 ;	—	inappréciable.
3e	— :	—	0,033 0/0 ;	—	0,019 0/0

Ainsi donc, nous voyons attaqués de divers côtés les faits qui semblaient avoir été si bien établis par Claude Bernard :

(1) Henriquez, *Zeit für Physiol. chem.*, 1897.
(2) Kolisch, *Wiener, Klin., Woch,* 16 décembre 1897.
(3) Drechsel, *Zeit für Biolog.*, Bd XV, 1896, S. 88.
(4) Jacobsen, *Scandin. arch. f. physiol.*, Bd VI, 1895, S. 263.

l'existence du sucre, du glucose dans le sang est discutée. Pour certains, le sucre se trouve combiné sous une forme complexe et lié à la molécule albuminoïde ; pour d'autres, il y aurait un mélange de sucres dans le plasma sanguin. Ce qu'on peut admettre c'est, avec M. Hanriot, qu'au glucose du sang s'ajoutent parfois certaines autres substances réductrices. C'est pourquoi M. Hanriot conseille de faire le dosage du sucre par la fermentation et non par la liqueur de Fehling.

C'est pourtant à la méthode de Fehling qu'ont recours les physiologistes et les médecins. Nous allons donc l'exposer ici ; puis nous décrirons, à côté du procédé classique, celui de Lehman, peu employé encore et qui mériterait de l'être davantage (Prof. Gréhant).

Dosage du sucre du sang

1° Méthode de Fehling. — Il faut avant tout préparer un extrait du sang, car cette méthode n'est applicable qu'à une liqueur transparente et non albumineuse.

Pour cela, le sang est recueilli sur des cristaux de sulfate de soude, dont le poids doit être égal à celui du sang employé ; le mélange est porté avec précaution à l'ébullition, puis additionné d'eau en quantité suffisante pour être ramené à son poids primitif ; enfin, exprimé pour séparer du coagulum la liqueur sulfatée qu'on recueille. Des expériences directes ont montré que 25 centimètres cubes de sang donnent 40 centimètres cubes de liqueur sulfatée. Connaissant la quantité de sucre contenue dans cette liqueur, on peut, par simple proportion, déterminer la quantité de sucre contenue dans un litre de sang.

Le dosage de la liqueur sulfatée contenant le sucre se fait par la liqueur de Fehling ferrocyanurée à 2 pour 1000 ; au lieu d'un précipité rouge d'oxydule de cuivre, on obtient une décoloration : la liqueur devient jaune pâle. La quantité de liqueur sucrée nécessaire pour réduire exactement un volume donné de liqueur de Fehling étant connue, on en déduit par le calcul, ainsi que nous l'avons dit plus haut, la quantité de sucre du sang.

2° Procédé de Lehman, simplifié par M. Maquenne (1). — Ce procédé a l'avantage de n'exiger ni la transparence, ni la décoloration du liquide sur lequel on opère. Il est employé d'une manière courante au laboratoire de physiologie du Muséum d'histoire naturelle et nous avons pu constater qu'il donne des dosages très précis. Nous devons à l'obligeance de M. le professeur Gréhant et de son préparateur, M. Nicloux, qui ont bien voulu nous en enseigner la technique, de pouvoir l'exposer ici avec quelques détails.

Principe. — Si à une solution acide ($SO^4 H^2$) de sulfate de cuivre, on ajoute de l'iodure de potassium, il se forme du sulfate de potassium et de l'iodure cuivreux ; en outre, une partie de l'iode, proportionnelle à la quantité employée de sulfate de cuivre, est mise en liberté d'après la réaction :

$$2\, SO^4 Cu + 4\, KI + n\, SO^4 H^2 = 2\, SO^4 K^2 + Cu^2 I^2 + I^2 + n\, SO^4 H^2$$

Si donc on traite par l'acide sulfurique et l'iodure de potassium en excès une quantité déterminée, 10 centimètres

____

(1) Maquenne, *Bull. de la Soc. chim.*, 20 novembre 1897.

cubes, par exemple, de liqueur de Fehling que nous supposons préparée de telle sorte que 10 centimètres cubes correspondent à 50 milligrammes de glucose, la réaction ci-dessus s'effectuera et une certaine quantité d'iode sera mise en liberté.

L'évaluation de cet iode libre sera faite par l'hyposulfite de soude, en sorte que le nombre n de centimètres cubes de la solution d'hyposulfite employé correspondra à 50 milligrammes de glucose.

Dosage. — Soit 10 centimètres cubes de liqueur de Fehling traités par une solution de glucose ; la liqueur sera réduite et tout ou partie de l'oxyde de cuivre ($Cu\,O$) passera à l'état d'oxydule ($Cu^2\,O$).

S'il y a un excédant de liqueur de Fehling — et on doit toujours opérer de telle sorte qu'il en soit ainsi, — le traitement par l'acide sulfurique fournira du sulfate de cuivre ; mais la quantité en sera naturellement moindre que celle qui proviendrait des 10 centimètres cubes de liqueur de Fehling employés et la différence correspondra au glucose qui a opéré la réduction partielle.

Or, les quantités de sulfate de cuivre sont déterminées par la quantité d'iode mise en liberté ou, ce qui revient au même, par une quantité d'hyposulfite exactement connue.

Soit donc n' le nombre de centimètres cubes d'hyposulfite employé après la réduction partielle due au glucose ; on aura la proportion : 50 milligrammes de glucose correspondent à n centimètres cubes d'hyposulfite ; la quantité x de glucose correspondra à $n-n'$, et par suite

$$x = \frac{50\,(n-n')}{n}\,\text{mg.}$$

Technique. — On prend 10 centimètres cubes de liqueur de Fehling ; on acidifie par 20 centimètres cubes d'acide sulfurique à 50 p. 100 en volume ; on ajoute 10 centimètres cubes d'une solution à 10 p. 100 d'iodure de potassium. L'iode mis en liberté est titré par une solution d'hyposulfite à 2 p. 100. Il faut environ 17 c.c. à 17 c.c. 5 de cette liqueur pour 10 centimètres cubes de Fehling.

Après refroidissement sous un courant d'eau, on traite *d'une façon absolument identique* le liquide provenant de la réduction partielle opérée par la solution de glucose à doser sur les 10 centimètres cubes de liqueur de Fehling employés.

L'excès de Fehling non réduit étant acidifié et traité par l'iodure de potassium, va fournir une quantité d'iode libre correspondant à n' centimètres cubes de la solution d'hyposulfite, comme il a été dit ci-dessus, et le calcul sera conduit d'après la formule que nous rappelons.

$$x \text{ (quantité de glucose)} = \frac{50\,(n-n')}{n} \text{ mg.}$$

n étant égal à 17 ou 17, 5.

Le titrage de l'iode par l'hyposulfite de soude est effectué d'après la méthode classique (1), l'empois d'amidon étant employé comme indicateur.

Quantité de sucre sanguin

A l'état normal, la présence du sucre est constante dans le sang ; elle est indépendante de l'alimentation ; on l'y

---

(1) Frésénius, *Analyse quantitative*.

constate à jeun ; cependant une alimentation hydrocarbonée peut augmenter la quantité habituelle du glucose.

Sa proportion normale, d'après Claude Bernard, peut être fixée à 1 gr. 50 par litre de sang. Le sang artériel en contient plus que le sang veineux périphérique. On en trouve au contraire une quantité notable dans le cœur droit, ce qui nous est expliqué par la connaissance que nous avons du rôle du foie.

A l'état pathologique, le sucre du sang peut augmenter ou diminuer.

Sucre du sang dans le diabète

C'est encore à Claude Bernard que nous devons de savoir que la glycosurie, symptôme fondamental du diabète, est due à l'hyperglycémie et que cet état pathologique n'est que l'exagération d'un état physiologique.

Avant lui Wollaston, en 1811, avait trouvé du sucre dans le sang des diabétiques ; mais il accusait les reins de produire la plus grande partie du glucose qu'ils excrétaient. Rochoux attache plus d'importance à la présence du sucre dans le sang. Vauquelin et Ségalas, Soubeiran n'obtinrent que des résultats négatifs ; Ambroisiani arrivait à des con_ clusions contradictoires. Enfin Mac Gregor, Bouchardat, constatant du sucre dans le sang des diabétiques, ratta- chaient sa présence au passage dans la circulation des hydrates de carbone, produits de la digestion.

Ici encore il faut invoquer l'autorité de Claude Bernard. Ce fut lui, en effet, qui par des travaux commencés en 1847 et continués jusqu'à la fin de son existence, fixa nos connaissances de façon telle que la majeure partie des faits établis par notre savant physiologiste, reste incontestée. Ainsi qu'il l'enseigna, le sucre est un élément normal et constant du sang et c'est le foie qui, sous l'influence du système nerveux, règle sa distribution et son utilisation dans l'organisme. Chez le diabétique, sous l'influence d'un *primum movens* parfois difficile à déterminer, le sucre augmente dans le sang et, à partir d'un certain degré d'hyperglycémie, se produit la glycosurie : le rein intervient et joue dans le diabète le rôle de soupape de sûreté.

Claude Bernard fixe à 2 gr., 5 par litre le chiffre ordinaire du sucre sanguin au delà duquel doit se produire la glycosurie. A ce sujet il fit les expériences suivantes : il dosa le sucre chez deux chiens, avant et après curarisation. Ces deux animaux donnèrent respectivement : avant l'empoisonnement, 1 gr. 50 et 1 gr. 70 ; après, 2 gr. 80 et 2 gr. 24 de sucre par litre de sang. Le premier chien eut de la glycosurie; on n'en observa pas chez le second.

Ces chiffres sont fort intéressants et les découvertes de Claude Bernard, nous le répétons, dominent certainement encore nos connaissances sur le diabète. Mais *toutes ses expériences, tous ses dosages de sucre n'ont été faits que sur l'animal.* Il importait donc de reprendre cette étude du sucre du sang chez l'homme lui-même. C'est ce qui fut entrepris par différents auteurs.

Pavy (1), dans trois cas de diabète léger, trouve que le sang renferme de 2 gr. 7 à 5 gr. 7 de sucre. Dans un qua-

---

(1) Pavy, *Points connected with Diabetes*, 1878, London.

trième cas, où le diabète était sérieux, puisque malgré un régime sévère le malade continuait à uriner 28 grammes de sucre par jour, le sang ne contenait que 1 gr. 6 de sucre p. 1000. Il pense donc que la glycosurie peut se produire au-dessous du chiffre fixé par Claude Bernard.

Frerichs (1) adopte au contraire entièrement les conclusions de Claude Bernard ; car dans six cas de diabète examinés par lui, où les malades avaient une glycosurie oscillant entre 75 et 84 grammes, il trouva une glycémie variant de 2 gr. à 4 gr. 3.

Seegen (2) reprit plus tard l'étude comparative du sucre urinaire et du sucre sanguin.

Il commença par doser le sucre dans le sang de l'homme sain, et trouva chez dix sujets jeunes et bien portants : 1 gr. 74; 1 gr. 70; 1 gr. 59; 1 gr. 62; 1 gr. 78; 1 gr. 80; 1 gr. 69; 1 gr. 81; 1 gr. 94; 1 gr. 25 de sucre. Il en résulte, à son avis, que normalement le sang de l'homme sain contiendrait 1 gr. 70 de glucose p. 1000 en moyenne.

Dans 12 cas de diabète, des dosages faits sur l'urine et sur le sang lui donnèrent les résultats indiqués au tableau de la page 51.

Seegen conclut ainsi : il y a fréquemment glycosurie sans augmentation du sucre sanguin, ce qui revient à dire qu'il n'est pas absolument exact de considérer la glycosurie comme le résultat constant de l'hyperglycémie. En effet, les diabètes légers observés par lui n'ont donné lieu qu'à une augmentation insignifiante du sucre du sang; dans trois cas

---

(1) Frerichs, *Ueber den Diabetes*, Berlin, 1884.
(2) Seegen, *Wien Med. Woch.*, 1886, n° 47.

sérieux, la limite de tolérance fixée par Claude Bernard n'a pas été dépassée et si, pour les huit autres cas il y a eu hy-perglycémie réelle, c'est qu'il s'agissait de formes graves de diabète. Enfin, dernière conséquence de cette série de dosages : le sucre urinaire peut augmenter sous l'influence d'un écart de régime, sans qu'augmente en même temps le sucre du sang.

	NOMS	FORMES	SUCRE URINAIRE.	SUCRE SANGUIN p. 1000	OBSERVATIONS
1	Femme A	Grave.	386 gr. / 385 gr.	4,76 / 4,36	* 2ᵉ examen, 3 semaines après l'entrée à l'hôpital.
2	Femme B	Grave.	390 gr.	3,77	
3	Femme C	Grave.	305 gr.	4,17	
4	K	Grave.	2 %.	3,41	
5	S. P. 48 ans.	Léger.	Traces	1,23	
6	E. Vieux.	Léger.	0,2	1,85	
7	L. 68 ans.	Léger.	3,8 %.* / 0,6 %.**	1,82 / 1,81	* Après ingestion de farineux. ** Après 2 jours de régime carné absolu.
8	M. 56 ans	Grave.	2,4 %. / 1,7 %.*	2,54 / 2,30	Héréditaire. * 14 jours après.
9	D. 52 ans.	Grave.	0,8 %.	2,33	Héréditaire.
10	B. S. 43 ans.	Léger.	0,2 %. / 1,4 %.*	1,82 / 1,80	* Après ingestion de féculents.
11	M.	Grave.	3,5 %.	4,80	
12	K. 42 ans.	Grave.	1,4 %. / 0,6 %.*	3,14 / 1,94	* Après un mois de régime sévère.

Depuis ces travaux, de nombreux auteurs ont étudié également des cas de diabète au double point de vue du sucre urinaire et du sucre sanguin.

MM. Marie et Le Goff, dans deux cas de diabète, le premier grave, l'autre léger, ont trouvé les résultats suivants par litre :

Cas I. Urine : 60 gr. ; Sang : 4 gr. 15
(15 à 20 litres en 24 h.)
Cas II. Urine : 21 gr. 50 ; Sang : 1 gr. 94.

MM. Achard et Emile Weil, MM. Achard et Delamare, qui ont aussi dosé le sucre du sang chez de nombreux diabétiques, l'ont vu souvent augmenté, mais surtout dans les grands diabètes. Dans le diabète gras, dit arthritique, la glycémie s'est rencontrée normale ou peu accrue.

Les recherches de ces différents auteurs sont du plus haut intérêt. Elles montrent que l'hyperglycémie, signalée par Claude Bernard, et qui est un des facteurs importants du diabète, ne se rencontre pas d'une manière constante au cours de cette affection et que, lorsqu'elle existe, elle ne suit pas nécessairement une marche parallèle à celle de la glycosurie. C'est qu'en effet des causes secondaires interviennent dans la production de la glycosurie.

Facteurs modifiant la glycémie

Claude Bernard l'avait déjà dit : la glycémie qui, dans l'état normal du rein, atteint parfois 3 pour 1000 sans laisser passer le sucre, peut cependant, même quand elle est légère, produire la glycosurie « si le rein lui-même est malade et devient plus sensible à l'élimination sucrée. » (Claude Bernard).

Rôle du rein

A) *Perméabilité exagérée au sucre.*— Récemment, en Allemagne, M. Klemperer (1) a décrit un diabète rénal, dans lequel la perméabilité exagérée du rein au sucre, serait cause de la glycosurie. Cette forme de diabète ne s'accompagnerait pas d'hyperglycémie. Pour arriver à dé-

---

(1) Klemperer, *Verhand des Vereins f. inn Medic.*, 18 mai 1896.

montrer l'existence de cette entité morbide, M. Klemperer
étend à la pathologie humaine des données expérimentales :
Lorsqu'on injecte de la phloridzine chez l'homme ou chez
l'animal, il se produit une glycosurie sans hyperglycémie.
(Minkowsky, Hédon); quelquefois même la quantité du
sucre sanguin est abaissée. D'autre part, cette glycosurie
ne se produit que si le rein est sain, comme l'ont montré
M. Klemperer, MM. Achard et Delamare (1). La glycosurie
phloridzique serait donc d'origine rénale. Voici quelques
dosages du sucre du sang fait par ces derniers auteurs,
avant et après injection de phloridzine :

	DOSE de PHLORIDZINE injectée	SUCRE SANGUIN		DIFFÉRENCE		SUCRE URINAIRE
		AVANT	APRÈS	EN PLUS	EN MOINS	
1	15 mg.	1 gr. 34	1 gr. 201		0 gr. 139	1 gr. 320
2	20	1 gr. 013	1 gr. 121	0 gr. 108		Non dosé
3	50	1 gr. 786	1 gr. 175		0 gr. 61	10 gr. 083
4	50	1 gr. 274	1 gr. 028		0 gr. 246	0
5	50	1 gr. 251	1 gr. 078		0 gr. 173	Non dosé
6	50	0 gr. 777	0 gr. 846	0 gr. 069		2 gr. 560

De son côté, M. Hédon a vu le sucre sanguin diminuer,
par injection de phloridzine, chez des chiens rendus diabétiques à la suite de l'extirpation du pancréas.

Enfin, Zuntz (2) ayant injecté de la phloridzine dans une
artère rénale, constata de la glycosurie dans le rein injecté, tandis que l'autre rein n'excréta du sucre que beaucoup plus tard.

(1) Achard et Delamare, *Soc. méd. des Hôp.*, Paris, 7 avril 1890.
(2) Zuntz, *Verhand der Phys. Gesel.*, Berlin, 1894-95. p. 51.

Ajoutons que Kolisch et Buber (1) ont cru observer un cas de diabète rénal chez un sujet de 25 ans, dont la glycosurie notable (50 à 80 gr. par litre) n'était ni accompagnée d'hyperglycémie (1 gr. 80 p. 1000), ni influencée par l'ingestion de féculents.

Malgré tous ces faits, l'existence du diabète rénal n'est pas encore admise par la majorité des auteurs. En Allemagne, la Société de médecine interne s'est divisée sur cette question; en France, MM. Achard et Emile Weil ne se sont pas déclarés convaincus.

B) *Imperméabilité du rein au sucre.* — Si l'on n'accepte pas l'existence d'un type clinique spécial et autonome de diabète rénal, il faut néanmoins admettre que le rein joue un rôle dans la marche de la glycosurie : s'il livre parfois trop facilement passage au sucre, il peut dans d'autres cas devenir imperméable, et M. Lépine (2), puis MM. Achard et Emile Weil (3) ont insisté sur la part qu'il prend alors dans la production de l'hyperglycémie.

Une observation recueillie par M. Lépine (4) montre une femme glycosurique, morte avec des lésions rénales étendues, au milieu d'accidents rappelant ceux du coma urémique, et chez laquelle on constata une hyperglycémie extraordinaire de 10 gr. 6 p. 1000.

Un autre cas, communiqué par MM. Achard et Emile Weil, est plus intéressant encore ; car il s'agit d'un malade

(1) Kolisch et Buber, *Wien. Klin. Voch.*, 1897, n° 23.
(2) Lépine, *Congrès de médecine de Bordeaux*, 1895, p. 918.
(3) Achard et Emile Weil, *Soc. de méd. des hôpit.*, 27 janv., 1898.
(4) Lépine, *Revue de méd.*, 10 octobre 1897, p. 429.

qu'ils ont pu observer longuement. Un homme atteint de petit diabète vit, au cours d'une hémorragie cérébrale, le sucre tomber de 20 et 30 grammes à zéro dans son urine, en même temps qu'y apparaissait l'albumine. L'épreuve du bleu de méthylène accusa une impermébilité rénale marquée et le dosage du sucre du sang donna 5 gr. 1 par litre.

Quelques autres cas d'hyperglycémie aussi notable ont été signalés : Seegen a trouvé 7 gr. 8; Cantani, 8 grammes; Hoppe Seyler (1), 9 grammes chez un diabétique apoplectique; Chauveau et Kauffmann (2), 5 gr. 892 de sucre pour 1000.

Le rein joue donc un rôle certain dans les variations de la glycémie et de la glycosurie.

L'étude de la fonction de cet organe a fait l'objet d'une thèse intéressante, inspirée par M. Achard à l'un de ses élèves, le Dr Mascarel (3). Cet auteur montre qu'indépendamment des lésions ordinaires, il peut exister dans le rein des diabétiques des lésions spéciales, et que par suite la perméabilité de cet organe se trouve augmentée ou diminuée. Il en tire avec raison cette conséquence que le pronostic du diabète ne saurait reposer exclusivement sur les variations de la glycosurie.

Pour certains auteurs, tels que Hédon, Kolisch, etc., qui n'admettent pas que le sucre du sang soit de même nature que celui de l'urine, le rôle du rein serait plus important

---

(1) Hoppe Seyler, *Physiol. chemic.*, p. 429.

(2) Chauveau et Kauffmann, *Mémoire présenté à la Société de biologie*, fév. 1893.

(3) Mascarel, *Fonction du rein dans le diabète. Th.*, Paris, 1898.

encore : il agirait sur la jécorine du sang pour la dédoubler et livrerait ensuite passage au glucose seulement, que l'urine des diabétiques contient d'une façon certaine.

D'après Kolisch (1), c'est la jécorine et non le sucre préformé, qui se trouverait en plus grande quantité dans le sang des diabétiques. Voici les résultats que lui ont donnés quatre cas examinés par lui :

	SUCRE URINAIRE par LITRE	SANG	
		JÉCORINE	SUCRE LIBRE
1er cas	10 gr.	0.07 %	Inappréciable
2e cas	62 gr.	0.15 %	0.02 %
3e cas	40 gr.	0.06 %	0.025 %
4e cas	57 gr.	0.13 %	0.017 %

Ces chiffres sont, quant à la quantité de sucre, identiques à ceux que l'auteur a trouvés chez des sujets sains; par contre, il y a hyperjécorinémie : au lieu de 0,03 à 0,04 p. 100 de jécorine que contient le sang normal, les valeurs de 0,07; 0,13 et même 0,15 p. 100 ont été atteintes.

Dans le diabète phloridzique, l'auteur a également constaté l'augmentation de la jécorine.

    1er cas: jécorine : 0,09 0/0; sucre : 0,01 0/0
    2e   —   —   0,037 0/0;   —   inappréciable

Il n'a vu le sucre du sang augmenter parallèlement à la

(1) Kolisch, *Wien. Klin. Woch.*, 16 décembre 1897.

jécorine que dans une seule circonstance, au cours des glycosuries alimentaires expérimentales :

1er cas : jécorine : 0,066 0/0; sucre : 0.053 0/0
2e — — 0,04 0/0; — 0,16

Il ne nous est pas possible de dire ce qu'il convient de penser des recherches de Kolisch, aucun auteur ne les ayant reprises pour en contrôler les résultats.

Réaction de Williamson

Quoi qu'il en soit de la nature réelle du sucre sanguin, qui très probablement est du glucose, ainsi qu'on l'admet généralement, le sang des diabétiques donne une réaction spéciale, découverte par Williamson (1) et qui mérite d'être connue ; car on en a tiré plus tard un procédé de dosage clinique du sang (Lyonnet, Marie et Le Goff).

Elle n'exige pas l'emploi du microscope, comme celle de Bremer. Voici en quoi elle consiste :

Lorsqu'on fait bouillir au bain-marie pendant quelques minutes un mélange de sang (20 c. c.), d'eau (40 c. c.), d'une solution de bleu de méthylène à 1 p. 6.000 (1 c. c.) et de lessive de potasse (40 c. c.), le sang normal reste coloré en bleu verdâtre ; tandis qu'avec du sang diabétique, la couleur bleue fait place à une teinte jaune (Williamson) (2).

La réalité de cette réaction a été confirmée par la Société

(1) Williamson, *British Medical Journal*, 19 septembre 1896; Williamson, *Med. Press and Circ.*, 26 août 1896.
(2) Il serait intéressant de savoir si la réaction de Williamson, de même que celle de Bremer, ne se montre pas également dans d'autres maladies, la leucémie, par exemple.

de médecine interne de Berlin. En France M. Lyonnet (1), MM. Marie et Le Goff (2) y ont ajouté des données nouvelles et intéressantes.

Voici comment procède M. Lyonnet : il recueille du sang dans l'hématimètre de Malassez, jusqu'à la division 1 et il ajoute de l'eau distillée jusqu'à 100 ; le mélange est placé avec deux gouttes de lessive de potasse dans un tube de verre fixé à un liège flottant sur l'eau bouillante.

Avec un compte-gouttes bien gradué, il ajoute la solution de bleu de méthylène, jusqu'à ce que la teinte bleue persiste.

Pour le sang normal du chien, l'addition de X gouttes fut suffisante ; il fallut X à XV gouttes pour le sang d'un chien rendu diabétique par extirpation du pancréas.

Chez l'homme normal, X gouttes furent aussi nécessaires ; chez un dyspeptique, IX gouttes ; un cardiaque, XI gouttes ; dans un cas de cancer utérin, VIII gouttes ; dans une gangrène, IX gouttes.

Trois diabétiques fournirent les résultats suivants :

	sucre urinaire	sang
1er cas :	50 grammes ;	XX gouttes
2e —	36 —	XIII —
3e —	18 —	XII —

D'après ces résultats, obtenus chez des malades dont les glycosuries étaient différentes, M. Lyonnet se demande s'il n'y aurait pas quelque relation entre la glycosurie et la quantité de bleu décoloré.

La réaction de Williamson, ainsi modifiée, pourrait alors, jusqu'à un certain point, être quantitative.

---

(1) Lyonnet, *Lyon médical*, 24 janv. 1897.
(2) Marie et Le Goff, *Soc. méd. des hôpitaux*, Paris, 1895, p. 654 ; Le Goff, *Thèse*, Paris, 1897.

C'est aussi l'avis de MM. Marie et Le Goff, qui ont décrit un procédé de dosage du sucre urinaire et sanguin par le bleu de méthylène. Cette réaction permettrait d'évaluer, avec une approximation suffisante, la quantité de matières réductrices du bleu, contenues dans le sang. Encore que nous les connaissions mal et incomplètement, dit M. Le Goff, les plus importantes de ces substances réductrices sont le glucose et le glycogène. Mais d'après les résultats ainsi obtenus, la quantité de matières réductrices, dosée en glucose, dépasse de beaucoup la quantité réelle de sucre contenue dans le sang et observée par les physiologistes et les médecins.

II. — HYDRATES DE CARBONE

Après avoir étudié de façon succincte le sucre du sang chez les diabétiques et discuté sa nature réelle, il nous reste à passer en revue divers autres hydrates de carbone, qu'on y a constatés.

Le saccharose et le lactose, sucres doubles, que le sang n'intervertit ni ne détruit, peuvent s'y trouver d'une façon transitoire, chez le diabétique comme chez le sujet sain. D'autres sucres doivent y apparaître, qu'on n'y a pas encore constatés chimiquement, le lévulose, par exemple, puisqu'on a décrit un diabète lévulosurique.

Lactose. — Nous n'étudierons pas le sang des malades atteints de glycosuries transitoires. Toutefois nous dirons que si le sucre trouvé dans l'urine de la femme en état gravido-cardiaque, est parfois du glucose, le plus souvent c'est du lactose dû à la résorption partielle du sucre mammaire, quand la production du lait excède son utilisation (1).

Ce lactose a été constaté non seulement dans l'urine, mais aussi dans le sang, surtout chez les animaux (de Sinety, Leduc) (2).

Inosite. — On aurait noté également l'inosite dans le sang de certains diabétiques.

Glycogène. — Nous avons traité plus haut la question du glycogène. Nous nous résumerons simplement ici : seul M. Kauffmann soutient que le glycogène existe dans le plasma normal et qu'il l'aurait trouvé aussi dans le plasma d'un chien diabétique; tous les autres physiologistes s'accordent à nier, avec M. Dastre, l'existence du glycogène dans le plasma. Si certains médecins ont cru l'y rencontrer, à l'état physiologique ou pathologique, en se basant sur des données histologiques, leur erreur est due à un vice de technique, comme l'a bien démontré M. Salmon (3).

Nous avons également passé en revue les travaux de nombreux auteurs allemands. Pour eux, le sucre sanguin serait combiné à une molécule albuminoïde phosphorée, sous la forme de *jécorine*. Nous n'y insisterons pas plus longuement.

---

(1) Marie et Robinson, *Société de médecine des hôpitaux*, 25 juin 1897.
(2) Leduc, *Thèse*, Paris, 1899.
(3) Salmon, *Thèse*, Paris, 1899.

III. — URÉE. ACIDE URIQUE. ACIDE HIPPURIQUE

L'*urée* est souvent augmentée dans le sérum des diabétiques, ce qui n'a rien d'étonnant, puisque l'azoturie est un symptôme fréquent du diabète, noté dans les classiques. Clark, Camplin, lui ont attribué la production de certains accidents nerveux. Cette augmentation est d'ailleurs inconstante; parfois même l'urée est éliminée en moindre quantité que normalement.

L'exagération de la proportion d'*acide urique* et d'*acide hippurique* a été notée (Lécorché). Mais l'étude de ces substances n'est pas du domaine de la clinique et les données qu'on possède à leur égard sont peu nombreuses.

IV. — MATIÈRES GRASSES. — LIPÉMIE

Le sérum des diabétiques peut renfermer une quantité de graisse très notable. Sa présence donne au sang complet un aspect spécial, une couleur grisâtre ou rouge sale, que Mariett d'Edimbourg a le premier signalée au siècle dernier. Le sérum offre en particulier une apparence chyleuse due aux nombreuses gouttelettes graisseuses qu'il contient à l'état d'émulsion, gouttelettes tellement petites que les plus forts grossissements ne les font apparaître que comme une fine poussière.

Il est facile de caractériser cette graisse, soit sur des préparations sèches de sang, en les colorant en noir par l'acide osmique, soit *in vitro*, en agitant le sérum avec un peu d'éther, qui dissout la graisse et éclaircit le liquide sous-jacent.

La lipémie n'est pas une rareté au cours du diabète. Elle avait déjà été vue par Claude Bernard, chez des animaux rendus glycosuriques. Elle a été cherchée chez les diabétiques par de nombreux auteurs. Muller a trouvé 6 gr. 77; Rees, 0 gr. 95; Simon, 2 gr. 01 et 3 gr. 64; Becquerel et Rodier, 2 gr. 67; Naunyn, 5 gr. 5 par litre de sang.

Des chiffres bien plus considérables ont même été notés : Babington trouva 30; Traill, 45; Lecanu, 117 p. 1000. Chez un chien atteint de diabète spontané avec nécrose pancréatique, Gerhardt constata 123 p. 1000 de graisse.

Il faut savoir que la lipémie peut s'observer aussi chez l'homme à l'état de santé, où elle survient de façon passagère, à la suite de repas copieux. On comprend donc qu'elle puisse se voir avec quelque fréquence chez les diabétiques qui sont généralement de gros mangeurs. Mais la lipémie n'atteint un degré considérable que dans les cas graves et souvent alors même que les malades s'alimentent mal. Dans ce dernier cas, elle serait alors liée, non plus à un apport immodéré de substances grasses par l'alimentation; mais uniquement à l'absence de leur destruction.

Aussi Naunyn croit-il que la lipémie diabétique s'observe seulement dans les cas où la maladie est intense et il en fait un symptôme de pronostic grave.

De nombreux auteurs, parmi lesquels Sanders et Hamilton, O. Veit, Staar ont voulu incriminer cet état lipémique du sang dans la production du coma diabétique : des embolies graisseuses du cerveau, des poumons expliqueraient les accidents terminaux. Cette opinion n'est plus admise aujourd'hui : outre que l'état graisseux n'existe pas chez tous les comateux, on peut admettre que les particules graisseuses sont trop finement émulsionnées pour causer des embolies.

Mais le diabète n'est pas la seule maladie où le sérum lactescent ait été observé.

En 1896, MM. Widal et Sicard (1), M. Achard, (2), et l'année suivante M. Chenu (3), dans une thèse inspirée par M. Achard, ont signalé sa fréquence chez les albuminuriques et montré que cette apparence est due, dans la plupart des cas, à des granulations, — non de nature graisseuse, mais probablement albuminoïde, — en suspension dans le sérum sanguin. Ces granulations, en effet, sont insolubles dans l'éther et ne se colorent pas en noir par l'acide osmique.

Il y aurait donc deux sortes de sérums lactescents : l'une due à des granulations graisseuses; l'autre, à des matières albuminoïdes.

Il serait intéressant de rechercher ces dernières dans le sérum des diabétiques, en raison des lésions rénales et de l'albuminurie souvent observées chez ces malades.

V. — FERMENTS SOLUBLES DU SANG
A) Ferment glycolytique

Parmi les nombreux savants qui, avant Claude Bernard, avaient recherché le sucre dans le sang humain, beaucoup

(1) Widal et Sicard, *Société médicale des hôpitaux*, octobre 1896.
(2) Achard, *Société médicale des hôpitaux*, 19 novembre 1896.
(3) Chenu, *Thèse*, Paris, 1897.

ne l'y avaient pas trouvé. La raison en est que le sucre dis-paraît bientôt du sang après sa sortie des vaisseaux. Cette disparition, cette glycolyse, ainsi qu'on l'a appelée, est favorisée par l'exposition du sang à l'air libre à une température modérée; elle est généralement complète au bout de 24 heures. Divers procédés ont été employés pour l'empêcher de se produire : le refroidissement, l'ébullition, l'addition de certaines substances telles que le fluorure de sodium, à raison de 2 p. 1000, le sulfate de soude ou de magnésie en forte proportion; mais il est préférable de faire le dosage du sucre aussitôt après la prise de sang.

La glycolyse est due à l'action d'un ferment glycolytique, étudié surtout par M. Lépine et par ses élèves. Ce ferment serait le produit de la sécrétion interne du pancréas et son rôle serait de régler l'utilisation du sucre.

M. Arthus a voulu faire de ce ferment un produit cadavérique de la désintégration leucocytaire. Il soutenait que la glycolyse ne se produit pas dans le sang vivant; qu'elle commence seulement quelques minutes après la prise, lorsque les globules sont altérés; enfin, disait-il, si l'on conserve du sang non coagulé dans un segment de vaisseau compris entre deux ligatures, le sucre ne s'y détruit pas. Cet auteur admet aujourd'hui que le ferment glycolytique est un ferment soluble et qu'il dérive des globules blancs.

Il semble bien que le pancréas soit le lieu d'origine du ferment glycolytique et, d'après MM. Chauveau et Kauffmann, les centres nerveux bulbaires régleraient les rôles propres du pancréas et du foie, ainsi que l'action réciproque de ces glandes l'une sur l'autre.

Ferment glycolytique dans le diabète

Chez les diabétiques, le sucre, plus abondant dans le sang, s'y détruit moins vite et en moins grande quantité : il y a diminution du ferment glycolytique.

Cette notion intéressante a été étudiée par M. Lépine et son école. La diminution de la glycolyse, de la consommation du sucre dans les tissus et dans le sang, ne résume pas le mécanisme physiologique de la production du diabète; mais elle en est un élément important.

C'est surtout dans des diabètes expérimentaux réalisés sur des chiens dépancréatisés, que M. Lépine (1) a trouvé le ferment glycolytique en moindre quantité.

Il ne fait d'exception (2) que pour le diabète phloridzique, où ce ferment ne subit pas de modification. M. Minkowski partage cette manière de voir.

Chez l'homme, M. Lépine a rarement eu l'occasion de faire au cours du diabète des saignées assez abondantes pour pouvoir étudier complètement la diminution du ferment glycolytique. Il cite seulement un cas, examiné par lui à ce point de vue, et où il a trouvé que le sucre était détruit en moindre quantité.

« Un sang humain normal perd en général *in vitro*, par litre, plus de 0 gr. 20 en une heure, à la température physiologique. Si dans un sang diabétique renfermant 3 à 4 grammes de sucre par litre, on trouve une perte un peu supérieure (0 gr. 30 ou 0 gr. 35, par exemple), il [faut se

---

(1) Lépine, *Revue de Médecine*, 1892 (p. 446 et 481); 1894, p. 876.
(2) Lépine, *Communication à l'Académie des sciences*, 28 déc. 1891.

garder d'affirmer que le pouvoir glycolytique est augmenté » (Lépine). En effet, MM. Lépine et Barral ont montré expérimentalement que la quantité de sucre détruite dans le sang normal augmente, non seulement en même temps que le ferment glycolytique, mais encore avec la teneur du sang en sucre.

M. Hanriot (1) a prouvé, à l'aide d'un procédé tout différent, la diminution de la destruction du sucre chez les diabétiques. Tandis que le quotient respiratoire (rapport, $\frac{CO^2}{O}$, entre les volumes d'acide carbonique exhalé et d'oxygène absorbé par le poumon dans le même temps), augmente chez l'homme sain à la suite d'ingestion d'hydrates de carbone, ce quotient respiratoire ne se modifie que peu ou pas chez les diabétiques.

Au lieu de se baser sur le quotient respiratoire, difficile à déterminer en clinique, on pourrait partir de la ventilation pulmonaire dont les variations sont parallèles, et se servir de la méthode très pratique et très sûre de M. le professeur Gréhant (2).

Nous n'insisterons pas sur la technique conseillée par M. Lépine; elle n'est pas d'une réalisation facile : aussi peu d'auteurs ont-ils repris ses recherches.

Citons cependant MM. Achard et Castaigne (3), MM. Achard et E. Weil (4) qui, tout en modifiant la façon de

---

(1) Hanriot, *Archives de physiologie*, 1893, p. 248.
(2) Gréhant, *Journal de l'Anatomie*, etc., de Ch. Robin, 1864, p. 542; *Revue des Cours scientifiques* (août 1871.)
(3) Achard et Castaigne, *Archives générales de Médecine*, janvier 1898.
(4) Achard et Emile Weil, *Archives de Médecine expérimentale*, nov. 1898.

procéder de M. Lépine, ont d'une manière générale confirmé ses résultats.

Ces derniers auteurs ont remplacé l'étude de la glycolyse *in vitro* par une épreuve clinique, qu'ils ont appelée : « *Étude de la glycosurie par voie sous-cutanée* ». Tandis que chez l'homme sain, une injection sous-cutanée de 10 et même de 60 grammes de glucose ne fait pas passer de sucre dans les urines, chez un malade dont le diabète est faible ou fruste, la glycosurie augmente ou apparaît.

Si cette méthode ne peut guère fournir d'indications dans les glycosuries notables, elle offre néanmoins des avantages réels.

Il est indiscutable qu'elle donne aux expérimentateurs toutes les garanties de certitude désirables, puisqu'elle permet d'étudier la glycolyse de *l'organisme vivant tout entier* et non pas seulement celle *d'un seul tissu mort.*

C'est ainsi que MM. Achard et E. Weil ont pu établir que le ferment glycolytique n'apparaît pas seulement dans le sang hors des vaisseaux, mais qu'il existe dans les tissus vivants; qu'on peut, sinon faire le diagnostic précoce du diabète chez les prédisposés, tout au moins mettre en éveil l'attention du clinicien, et enfin que l'insuffisance glycolytique persiste après disparition de la glycosurie, puisque chez un diabétique en apparence guéri, n'ayant plus ni glycosurie, ni hyperglycémie, ces auteurs ont vu le sucre reparaître après injection sous-cutanée de glucose.

Ces résultats sont des plus intéressants.

B) Autres ferments sanguins

MM. Achard et E. Weil ont, en outre, étudié par l'examen direct l'action du sang sur les sucres simples ou complexes, chez l'homme sain et chez le diabétique, et ils ont comparé entre elles les transformations subies par les sucres injectés sous la peau.

Voici à quelles conclusions ils sont arrivés : Le sang normal détruit le lévulose, le galactose, mais laisse intacts le saccharose, le lactose, etc. Le sang diabétique semble se comporter de même. L'insuffisance de la glycolyse ne semble nullement liée à celle de la lévulolyse et le pouvoir glycolytique du sang n'est point parallèle à son pouvoir lévulolytique. Les sucres introduits sous la peau subissent le même sort chez le sujet normal ou glycosurique; les tissus des diabétiques ne possèdent pas d'aptitude particulière à dédoubler les sucres non assimilables.

Les ferments, les diastases du sang, tels que la lipase, les oxydases, les ferments coagulants et anticoagulants (plasmase, fibrinase), commencent à peine à entrer dans le domaine de la physiologie. Nous en ignorons complètement les modifications pathologiques. Certains d'entre eux, la lipase, par exemple, décrite par M. Hanriot, pourraient offrir chez les obèses, les diabétiques, des modifications qu'il serait intéressant de rechercher.

Nous avons dit, en effet, qu'on a souvent trouvé de la lipémie au cours et surtout vers les stades terminaux du diabète. Il est possible qu'alors la lipase, l'oxydase soient diminuées ou modifiées. Les ferments coagulants ne paraissent subir, au contraire, aucun changement. On peut tout au moins faire ces suppositions en se fondant sur la clinique.

Mais c'est à peine, nous le répétons, si ces problèmes sont posés; ils sont loin d'être résolus. Les expérimentateurs dirigent leurs recherches de ce côté et il y aura là probablement un chapitre intéressant de la pathologie de demain.

VI. — SANG DANS LE COMA DIABÉTIQUE

Lorsque les diabétiques ne sont pas enlevés par une complication intercurrente, il est fréquent, surtout dans les formes intenses de glycosurie, de les voir mourir avec des symptômes nerveux très particuliers, que l'on a décrits sous le nom de coma diabétique. A ce moment, le sucre disparaît souvent ou diminue dans les urines. Celles-ci sont extrêmement acides; additionnées de perchlorure de fer, elles donnent une réaction spéciale, appelée réaction de Gerhardt : elles prennent une coloration rouge de Porto qui, pour certains auteurs, serait due à l'acétone; pour d'autres, à l'acide diacétique.

Que devient le sang à cette période ?

La difficulté de se procurer du sang en quantité suffisante pour des recherches chimiques, la complexité de ces recherches elles-mêmes, font que nos connaissances sont peu précises.

L'alcalinité du sang, déjà diminuée dans le diabète sans

complications, serait ici très faible ; on pourrait même trouver ce liquide acide. Nous verrons qu'on a accusé cette acidité de produire le coma diabétique par intoxication.

Dans un cas, étudié par MM. Roque, Devic, Hugounencq (1) l'alcalinité du sérum, calculée par la quantité d'acide sulfurique nécessaire pour le neutraliser, était 0,484. L'alcalinité moyenne du sang normal étant de 0,886 par litre, d'après les tables dressées par M. Drouin dans le traité de chimie biologique de M. A. Gautier, il y aurait une diminution notable, de près de moitié, de l'alcalinité sanguine.

On a attribué cette acidité relative du sang à l'action de diverses substances.

Une des premières mises en cause fut l'acétone. C'est Küssmaul qui l'incrimina. Lécorché, Bourneville et Teinturier, de Gennes se rangèrent à cet avis ; l'acétone fut trouvée dans le sang. Mais sa présence est inconstante au cours du coma, et elle peut exister dans le diabète sans complications ; on l'a même découverte chez les malades n'ayant pas de glycosurie ; enfin le peu de toxicité de l'acétone fut démontré expérimentalement par Albertoni et Pisenti, Drechsel.

Après l'acétone, on rendit l'acide diacétique responsable de ces méfaits, parce qu'on l'avait constaté dans les urines ; mais on ne le retrouva pas dans le sang et les expériences de laboratoire montrent également que cet acide est peu toxique (Prévost et Binet, Brieger).

Il fallait donc trouver une autre cause : Stadelmann

---

(1) Roque, Devic, Hugounencq, *Revue de méd.*, 1892, p. 995.

découvrit dans l'urine un acide se rapprochant de l'acide crotonique ; Külz le considéra comme étant l'acide β oxybutyrique, extrait bientôt de l'urine par Tollens. On peut l'y trouver en quantité considérable. Stadelmann dans un cas l'évalue à 90 grammes ; Külz dans un autre, à 200 grammes ; M. Hugounencq (1) put tirer de l'acide β oxybutyrique du sang d'un diabétique observé par M. Lépine : l'urine, après fermentation du sucre, contenait un corps lévogyre et la distillation produisit de l'acide crotonique cristallisé et fusible à 71 degrés.

Le sang donne aussi naissance à de l'acide crotonique et M. Hugounencq pense avoir montré de façon certaine l'existence dans le sang de l'acide β oxybutyrique.

Dans le cas étudié par MM. Roques et Devic, M. Hugounencq ne put déterminer la nature de l'acide contenu dans l'urine et dans le sang : cet acide était seulement doué de propriétés rotatoires lévogyres.

Ajoutons que l'acidité du sang est démontrée non seulement par l'examen direct, tel que l'ont pratiqué les auteurs que nous venons de citer, mais encore par ce fait que le sang artériel diabétique contient dix fois moins d'acide carbonique que le sang normal (Minkowski).

Quoi qu'il en soit, si les opinions diffèrent sur le mécanisme de la production du coma, tout le monde est d'accord pour le considérer comme le résultat d'une intoxication acide.

---

(1) Hugounencq, *Revue Méd.*, 1887, p. 300.

A ce point de vue, l'expérience suivante de MM. Roques, Devic et Hugounencq est bien instructive.

Nous avons dit plus haut que, dans le cas étudié par eux, l'alcalinité du sang était diminuée de moitié : de 0,886, elle était tombée à 0,484.

Ils injectèrent lentement dans les veines de l'oreille d'un lapin quelques centimètres cubes du sérum tiré de ce sang : 1 kilog. de lapin fut tué par 4 centimètres cubes de sérum.

Ils ramenèrent ensuite un autre échantillon de sérum à l'alcalinité habituelle de 0,886 et le kilogramme de lapin ne fut plus tué que par 11 c.c. 5 de sérum. Par cette simple opération, la toxicité avait été diminuée dans la proportion de 3 à 1.

Mais un sérum qui tue un lapin à raison de 12 centimètres cubes par kilogramme, est encore hypertoxique, le sérum des urémiques tuant généralement à raison de 12 à 15 centimètres cubes (Bouchard, Charrin).

Les auteurs de cette expérience en concluent que le coma diabétique est le résultat d'une dyscrasie acide : la combustion incomplète du glucose donnerait lieu à tous ces corps signalés : acide diacétique, acétone, acide β oxybutyrique, que l'on peut produire facilement dans le laboratoire en partant du glucose. C'est également la conclusion de M. Lépine (1).

Cette opinion est celle qu'adoptent la plupart des auteurs classiques.

Ajoutons que M. Klemperer (2) incrimine, outre l'intoxi-

<hr>

(1) Lépine, *Revue de médecine*, 1887, p. 224.
(2) Klemperer, *Discussion, Soc. méd. int.*, Berlin, 1896 ; *Sem. médic.*, p. 189, 228.

cation acide, une décomposition des albuminoïdes du sang,
que décèle le trouble profond constaté dans les échanges nu-
tritifs.

Telles sont les données que nous possédons à l'heure
présente sur le sang des diabétiques.

Nous avons dit ce que nous connaissons, ce que nous
ignorons, et nous sommes obligé de constater en termi-
nant qu'il est encore impossible de tirer de cette somme
considérable de recherches, des notions complètes et indis-
cutables sur le mécanisme et la physiologie pathologique
du diabète sucré.

CONCLUSIONS

L'étude clinique du sang dans le diabète sucré offre de nombreux points intéressants :

1° La densité du sang est augmentée et son alcalinité diminuée; on aurait observé son acidité dans le coma diabétique.

2° Les globules rouges présentent une réaction chromatique, décrite par Bremer, qui consiste en la perte de leur acidophilie normale et l'acquisition de propriétés basophiles.

Toutefois cette réaction ne semble pas appartenir exclusivement aux hématies des diabétiques : on l'aurait observée également dans d'autres affections.

3° Les hématoblastes n'offrent rien de particulier.

4° La réaction de Bremer n'existe pas pour les globules blancs et les réactions chromatiques des diverses formes leucocytaires ne sont pas modifiées.

Tandis que le glycogène serait pour certains auteurs un élément normal du sang, il n'y apparaîtrait pour d'autres qu'à l'état pathologique. La majorité admet que les globules blancs se chargent de granulations glycogéniques dans tous les cas de diabète; cependant, d'après des travaux récents, il ne semble pas que le glycogène existe dans le sang de tous les diabétiques.

Aucune étude systématique n'a été entreprise sur les leucocytoses qui peuvent se produire au cours du diabète, et il est classique d'admettre que cette maladie n'apporte par elle-même aucune modification, ni quantitative, ni qualitative des leucocytes.

Il serait intéressant d'établir les formules leucocytaires qui accompagnent certaines infections à terminaison si promptement fatale chez les diabétiques.

5° Le sucre du sang est du glucose et, comme l'a montré Claude Bernard, il y a hyperglycémie dans le diabète et les glycosuries.

Il faut dire toutefois que récemment des auteurs français ont cru trouver dans le sang d'autres matières réductrices que le glucose, et des auteurs allemands ont prétendu que le sang normal et même le sang diabétique contiennent moins du glucose que de la jécorine, substance complexe albuminoïde, à laquelle serait lié le glucose sanguin.

Le diabète phloridzique ne s'accompagne pas d'hyperglycémie.

Les lésions du rein et son imperméabilité jouent un rôle certain dans la production de l'hyperglycémie, et il peut se faire que le rein détermine parfois des glycosuries non précédées d'augmentation du sucre sanguin.

L'aspect lactescent du sérum sanguin est généralement attribué à de nombreuses et fines granulations graisseuses;

il y aurait intérêt à rechercher si ces granulations ne sont pas parfois de nature albuminoïde.

L'utilisation du sucre par l'organisme est due à l'action du ferment glycolytique, produit de la sécrétion interne du pancréas.

Il y a diminution du ferment glycolytique dans le diabète.

On ne connaît pas encore les modifications des autres ferments.

Les tissus des diabétiques ne possédent pas d'aptitude spéciale à dédoubler les sucres non directement assimilables.

Dans le coma diabétique, le sang perd son alcalinité, déjà diminuée auparavant. Il peut contenir des produits de combustion incomplète du glucose : acétone, acide diacétique, acide β oxybutyrique, etc., dont aucun n'a été rencontré de façon constante. Toujours est-il que la toxicité du sérum est augmentée à cette période terminale de l'affection.

BIBLIOGRAPHIE

ACHARD, *Soc. méd. des hôpitaux*, 13 novembre 1896.

ACHARD et CASTAIGNE, *Arch. gén. méd.*, janv. 1898.

ACHARD et DELAMARE, *Soc. méd. hôpitaux*, 7 avril 1899.

ACHARD et EMILE WEIL, *Arch. méd. expérimentale*, nov. 1898.

— — *Soc. méd. hôp.*, 27 janv. 1898.

BETTMANN, *Munch. Med. Woch.*, 1896.

BREMER, *Cent. für. med. Wiss.*, 1894, p. 851.

— *New-York Med.*, 7 mars 1896.

— *Med. News*, 1895, feb. 9.

— Note manuscrite in *Semaine médicale*, 1897, p. 170.

CL. BERNARD, *Leçons sur le diabète*, 1877.

CANARD, *Thèse* de Paris, 1878.

CHAUVEAU et KAUFFMANN, *Bull. Soc. Biologie*, 1893.

CHENU, *Thèse* de Paris, 1897.

DASTRE, *Arch. Physiol.*, 1891-1895.

DRECHSEL, *Zeit. für Biol. Baud.*, XV, 1896, S. 88.

EHRLICH et LAZARUS, *Die Anœmie in Nothnagel*, Wien. 1898.

FRERICHS, *Ueber den Diabetes*, Berlin, 1884.

— *Zeit. f. klin. med.*, B. VI. S. 40.

AD. GAUTIER, *Chim. biolog.*

GABRITCHEWSKI, *Arch. f. g. phys.* B. XLVIII, S. 621.

— *Arch. f. exper. Path. ù Phar.* 1891, B. XXVIII

GOLDBERGER et WEISS, *Wien. Klin. Woch.*, 1897, n° 25.

GRÉHANT, *Journal de l'Anatomie*, etc., de Ch. Robin 1864, p. 542.

— *Revue des Cours scientif.*, août 1871.

HAYEM, *du Sang*, Paris.

HÉDON, *Soc. Biol.*, 1899, p. 510.

HANRIOT, *Arch. Phys.*, 1893, p. 248.

— *C. R. Soc. Biol.*, 1899, p. 545.

HENRIQUÈS, *Zeit für Physiol. Chemic*, 1897.

HOPPE SEYLER, *Physiol. Chemic*, p. 429.

HUGOUNENCQ, *Rev. de Méd.*, 1887, p. 300.

HUPPERT, *Zeit. f. phys. Chemic*, B. XVIII, p. 145, 1893.

JACOBSEN, *Scandin. arch. f. Phys.*, B. VI, p. 263, 1893.

KAMINER, *Deut. Woch.*, 1899, n° 15. — *In Presse méd.*, 28 juin 1899, p. 310.

KLEMPERER, *Verhand. des vereins f. inn. Med.*, 18 mai 1896.

KOLISCH, *Wien. Klin. Woch*, 16 déc. 1897.

KOLISCH et BUBER, *Wien. Klin. Woch.*, 1897, n° 23.

KAUFFMANN, *Soc. biol.*, 1895, p. 153, 277, 316.

LÉCORCHÉ, *Diabète*, Paris.

LEDUC, *Thèse*, Paris 1899.

LENOBLE, *Thèse*, Paris, 1897-1898.

LÉPINE, *Rev. de Méd.*, 1887, p. 224.
— *Rev. de Méd.*, 1892, p. 446, p. 481.
— *Rev. de Méd.*, 1894, p. 876.
— *Rev. de Méd.*, 1897, p. 832.
— *Congrès de Méd. de Bordeaux*, 1895, p. 918.
— *C. R. Acad. Sciences*, 28 déc. 1891.

LÉPINE et LYONNET, *Lyon. Méd.*, 7 juin 1896.

LYONNET, *Lyon, Méd.*, 24 janv. 1897.

LE GOFF, *Thèse*, Paris, 1897.

LIVIERATO, *Deutsch. Arch. f. Klin. Med.* B. LIII, p. 303.

MAQUENNE, *Bull. de la Soc. Chim.*, 20 nov. 1897.

MARIE et LE GOFF, *Soc. Méd. Hôp.*, 1896, p. 626, p. 654.

MARIE et ROBINSON, *Soc. Méd. Hôp.*, 25 juin 1897.

MARIGLIANO et CASTELLINO, *Ref. Med.*, 1890, p. 620.

MASCAREL, *Thèse*, Paris, 1898.

NAUNYN, *Diabetes mellitus in Spec. Pathol. Nothnagel Wien.* 1897.

NEUSSER, *Wien. Klin. Woch.*, 1894, n° 39.

PATELLA et MORI, *Gaz. degl. Osped. e della Clini.*, 15 nov. 1896.

PAVY, *Points connected with Diabetes*, 1878, London.

ROQUE, DEVIC, HUGOUNENCQ, *Rev. de Méd.*, 1892, p. 995.

SALMON, *Thèse*, Paris, 1899.

SALOMON, *Dubois-Raymond's Arch.*, 1878, B. II, p. 596, p. 625.

SCHIFF, *Journ. Anat. et Phys.*, 1866.

SEEGEN, *Wien. Med. Woch.*, 1886, n° 47.

WATEAU (Gaston), *Thèse*, Paris, 1899.

WIDAL et SICARD, *Société médic. des hôpitaux*, 13 nov. 1896.

WILLIAMSON, *British medical Journal*, 19 sept. 1896.
— *Med. Press. and. Circular*, 26 août 1896.

ZUNTZ, *Verhand der phys. Gesel*, Berlin, 1894-95, p. 51.

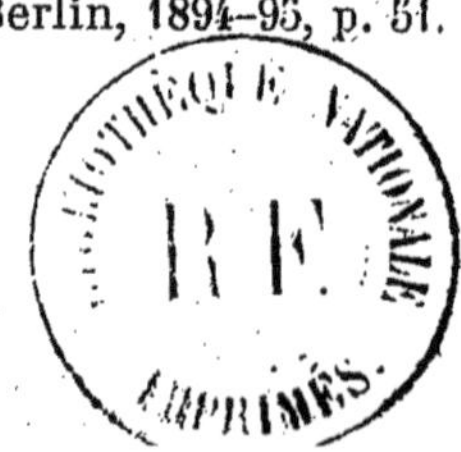

TABLE DES MATIÈRES

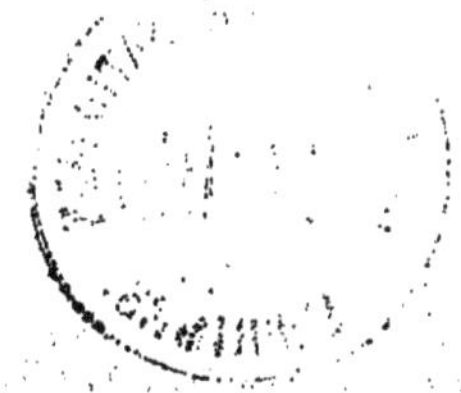

3194 — Impr. d'Ouvriers Sourds-Muets, 111 *ter*, rue d'Alésia (Villa d'Alésia.)

www.ingramcontent.com/pod-product-compliance
Ingram Content Group UK Ltd.
Pitfield, Milton Keynes, MK11 3LW, UK
UKHW021218230726
13926UKWH00003B/1104